WILEY

做中学丛书

25堂食物实验课

Janice VanCleave's Food & Nutrition for Every Kid

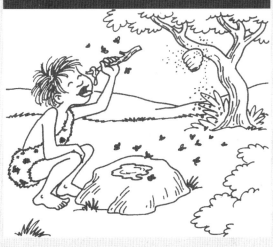

【美】詹妮丝·范克里夫 著　王晓平 译

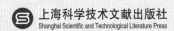

上海科学技术文献出版社
Shanghai Scientific and Technological Literature Press

图书在版编目（CIP）数据

25堂食物实验课/（美）詹妮丝·范克里夫著；王晓平译.
—上海：上海科学技术文献出版社，2015.11
（做中学）
ISBN 978-7-5439-6638-3

Ⅰ.①2… Ⅱ.①詹…②王… Ⅲ.①食品营养—青少年
读物 Ⅳ.① R151.3-49

中国版本图书馆 CIP 数据核字（2015）第 081106 号

Janice VanCleave's Food and Nutrition for Every Kid: Easy Activities that Make Learning
Science Fun

Copyright © 1999 by Janice VanCleave
Illustrations © 1999 by Laurel Aiello

All Rights Reserved. This translation published under license.

Copies of this book sold without a Wiley sticker on the cover are unauthorized and illegal.

Copyright in the Chinese language translation (Simplified character rights only) ©
2015 Shanghai Scientific & Technological Literature Press Co., Ltd.

版权所有·翻印必究 图字：09-2013-532

责任编辑：石 婧
装帧设计：有滋有味（北京）
装帧统筹：尹武进

25堂食物实验课

[美]詹妮丝·范克里夫 著 王晓平 译
出版发行：上海科学技术文献出版社
地 址：上海市长乐路746号
邮政编码：200040
经 销：全国新华书店
印 刷：常熟市人民印刷有限公司
开 本：650×900 1/16
印 张：11.25
字 数：121 000
版 次：2015年11月第1版 2018年6月第2次印刷
书 号：ISBN 978-7-5439-6638-3
定 价：20.00元
http://www.sstlp.com

目 录

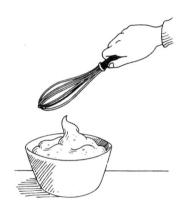

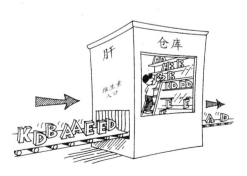

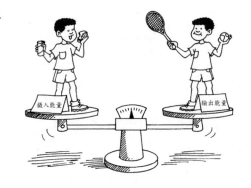

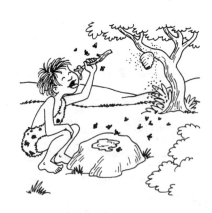

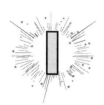 # 为什么水是生命之源

常识须知

你吃的食物包含着营养素。营养素是隐藏在食物里的物质，为你的身体成长提供所需的养分，为你提供能量，确保你身体健康。而你需要的营养素数量的多寡取决于你的体型大小，年龄长幼和活动量的多少。一个婴儿就不需要和你一样多的营养素，因为它比你体型小，活动量也远远小于你。而成年人需要更多的营养素，因为他们比你体型大得多。同年龄段的男孩和女孩一般需要的营养素大致相当。但男性所需的营养素要多于女性，因为男性一般体型要比女性大。

人们所需要的营养素在数量上因人而异，但是营养素的种类却大同小异。一共有 6 种营养素。每一种都有着特别的健康功效，因而所有营养素都不可或缺。6 种营养素中有 4 种叫作多量元素——因为你的身体大量地需要它们。多量元素包括水、碳水化合物、脂肪和蛋白质。剩下的 2 种营养素是维生素和矿物质，它们被称为微量元素，因为你的身体需要量很小。

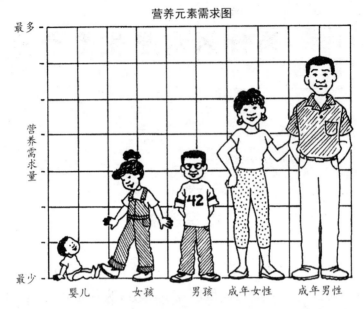

营养元素需求图

最多

营养需求量

最少

婴儿　　女孩　　男孩　　成年女性　　成年男性

碳水化合物和脂肪是为你的身体提供能量以支持你的日常活动的营养素。蛋白质则是生长和修复所需要的营养素。维生素和矿物质能帮助身体正确地使用其他的营养素。

水是你身体里蕴藏最丰富的营养素，占体重的50%—70%。水存在于你身体的每一个**细胞**（生命活动的基本构成单位）以及细胞周围的间隙。它还存在于血液、汗液和眼泪等体液中。出汗是指含有盐分的体液从皮肤的毛孔中排放出来。

水对身体的所有功能都必不可少。这些功能包括通过出汗来控制体温、消化（分解食物）、传送其他营养以及带走身体的废物（如尿液和粪便）。

当你的身体处于健康状态时，身体中的水分的摄入量和排出量大体上是平衡的。人体排出的水分中，大约一半的水通过尿液排出体外，剩下的一半由汗液和你呼出的气体排出。绝大部分排出体外的水通过你吃的食物中的水分来补充。但是你仍然应该每天喝5—6杯水，确保你身体有足够的水分。你饮用的水可以来自苏打水、果汁或者普通饮用水。

如果流失大量的水分没有得到及时补充，你的身体就会**脱水**（身体大量地流失水分）。一旦脱水，你大脑中叫作下丘脑的部分就会发出信号，让你感到口渴。热天和运动时，因为你出汗会更多，水分排出量会增大。因此，在这些状态下，你就需要喝更多的水来防止脱水现象的发生。

练习题

1. 在给定时间内，下面哪种活动需要的水量最大？

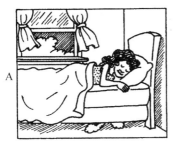

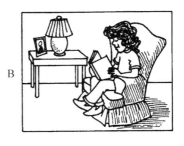

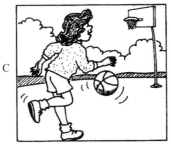

2. 下面哪幅图代表导致脱水的水分摄入和排出的情形?

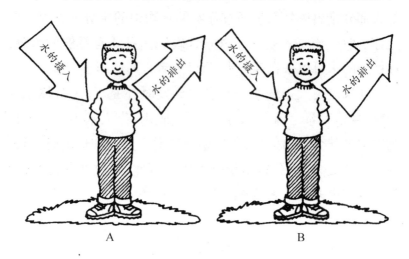

A   B

小实验　出汗

实验目的

了解人的身体如何通过皮肤流失水分。

你会用到

一只能罩住你脚的干净塑料袋,一根能够宽松地缠住你脚踝的橡皮筋,一只计时器。

实验步骤

注意:天气炎热的时候,等凉快些再在室内做这一实验。

❶ 将一只脚脱掉鞋和袜,把塑料袋套在这只脚上。

❷ 用橡皮筋绕着脚踝系住塑料袋。

注意：橡皮筋应该宽松地缠绕你的脚踝，实验一结束立刻将之摘下。

❸ 10分钟后观察塑料袋。

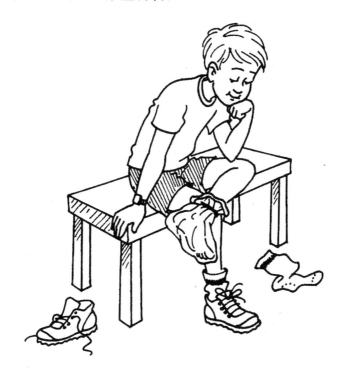

实验结果

塑料袋看上去雾蒙蒙的，这是因为在它内侧表面上附着很多细小的水珠。

实验揭秘

汗液会从你脚上皮肤的细小毛孔中排放出来，汗液中水分**蒸发**（从液体转变成气体），然后**凝结**（从气体转变成液体）

在塑料袋表面。气体经过冷却,失去热量,才会凝结。水蒸气与塑料袋较冷的表面接触后,会发生凝结,从而在塑料袋上生成水珠。液体获得热量,才会蒸发。水分从你的皮肤中获得热量,蒸发出去,你皮肤失去了热量,从而变凉。出汗其实是你身体自我降温的一种方式。通过出汗而失去的水量取决于你的身体需要降温的度数。炎热的天气和剧烈运动通常让你出汗更多,以保持你身体凉爽。

练习题参考答案

1. 解题思路

(1) 身体需要的水量随着身体活动的增长而增大。

(2) 在给定时间内,哪幅图代表身体的活动量最大?

答：图 C 所显示的活动需要最大量的水。

2. 解题思路

(1) 当身体流失大量的水分没有得到及时补充时,脱水就会发生。

(2) 哪幅图表示身体流失的水分比得到的水分更多?

答：图 B 中水的摄入量比水的排出量小,不平衡,所以图 B 代表了会导致脱水的水分摄入和排出的情形。

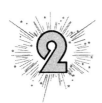

2 碳水化合物是干什么的

常识须知

碳水化合物是你身体最重要的能量来源。碳水化合物是存在于食物里面的化学物质,由碳、氢和氧元素组成,主要来源于植物。碳水化合物分为单一碳水化合物与复合碳水化合物。

单一碳水化合物就是糖。糖尝起来甜甜的,能形成结晶,溶解于水。糖也叫作糖类,在自然界主要存在于水果、一些蔬菜、枫树汁和蜂蜜中。糖类分为单糖、双糖和多糖。**单糖**是糖最基本的类型,只有一个糖**分子**构成(保持物质性质的最小粒子)。单糖的例子还有果糖(水果含的糖)、葡萄糖(如血糖)和半乳糖(在牛奶制品中与其他单糖混在一起)。

双糖是由 2 个糖分子连接在一起构成的。蔗糖、乳糖、麦芽糖都是双糖。**蔗糖**(食糖)是葡萄糖和果糖的混合。**乳糖**(牛奶含的糖)是葡萄糖和半乳糖的混合。**麦芽糖**(发芽谷物里含的糖)是 2 个葡萄糖分子的混合。一般情况下,在消化过程中,单糖比双糖更容易分解。

复合碳水化合物,或称为多糖,是由很多互相有关联的糖

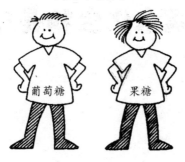

2个单糖分子

葡萄糖　　果糖

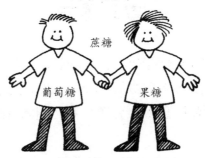

1个多糖分子

蔗糖

葡萄糖　　果糖

分子构成的。这些碳水化合物由成百上千的单糖分子构成，这些单糖分子依附在有着无数枝丫的长长的复合链之上。你的食谱中2种主要的复合碳水化合物，分别是淀粉和膳食纤维。它们都来自植物，由葡萄糖分子构成。淀粉是糖类在植物中主要的存储形式，可以经过消化吸收成为你身体所需的营养物。膳食纤维是一种植物碳水化合物，为植物提供组织结构，但它不是营养素。膳食纤维，在你的饮食中有着非常重要的地位。膳食纤维有2种类型，一种是可溶于水的，例如果胶；另一种是不溶于水的，例如纤维素。果胶能帮助降低胆固醇。胆固醇是脂肪的一种类型，会阻塞血管（血管是经由全身输送血液的管道）。纤维素，或叫粗纤维，能吸收大量的水。这种浸透水的纤维对从你的身体里带走粪便等排泄物大有裨益。

碳水化合物为你提供能量。一切能消化的碳水化合物，都在你的体内转化成葡萄糖。葡萄糖对你的身体而言，如同汽油对于汽车的意义，是一种能量分子。葡萄糖又称为血糖，因为它是一种由血液带到你身体里每一个细胞的糖类。经常被推荐的碳水化合物的来源有燕麦片、面包、马铃薯（土豆）、谷物和豆类。

在汽车里，汽油经过**氧化**（和氧气结合起反应）产生新的物质和能量。在你的细胞里，葡萄糖经过氧化也会产生新的物质（二氧化碳和水）和能量。不使用的时候，汽油存放在汽车的油箱里。但是，人体如果满足了能量需求，多余的葡萄糖就会转化成**糖原**（糖原是一种多糖，是碳水化合物存储在动物身体里的一种形式，也叫作动物淀粉）。当你的身体需要额外能量时，糖原就会转化还原成葡萄糖。身体细胞里产生的化学变化叫作呼吸作用，是由葡萄糖氧化而释放出能量的过程。

如果你身体中有多余的葡萄糖，而且所有糖原的存储点都被装满了，那么多余的葡萄糖就会转化成**脂肪**（存储在细胞里的油腻的物质），你的体重就会增加。如果你停止吃喝，耗尽你的糖原，那么存储在你身体里的脂肪就会被当作可替代的能量来源，这时你的体重就会减轻。到底多少碳水化合物才是足够的呢？营养学家通常建议饮食中 60% 的热量应该是碳水化合物，而且绝大部分碳水化合物来自复合碳水化合物和存在于水果和蔬菜里的天然糖类。热量是用来测量食物的能量单位。

练习题

1. 下面 3 幅图中,哪个代表复合碳水化合物?

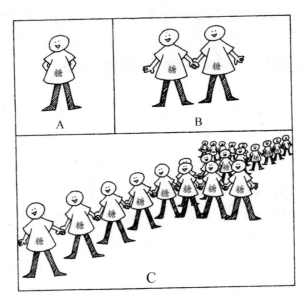

2. 下面哪组食物包含了被推荐的碳水化合物来源?

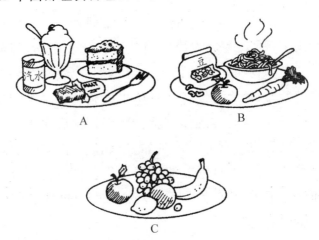

小实验　哪个水果更甜

了解成熟度如何影响水果的味道。

你会用到

一根未熟的香蕉，一杯温开水，一根熟过头的香蕉。

实验步骤

❶ 咬一口未熟的香蕉。在嘴里咀嚼几下，记下它的甜度。

❷ 喝些温开水，漱漱口，去除嘴里香蕉的味道。

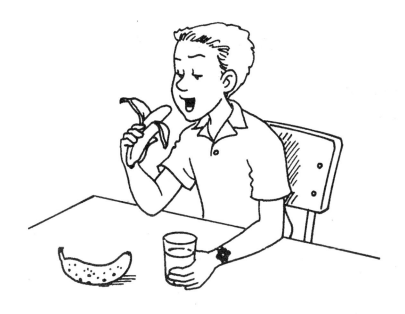

11

❸ 咬一口熟过头的香蕉。像刚才一样在嘴里咀嚼,把它的甜度和未熟香蕉的甜度做比较。

熟过头的香蕉尝起来更甜。

虽然淀粉由糖链组成,但它们尝起来并不甜。香蕉和大部分水果成熟后会变得更甜,这是因为水果里的淀粉分解成了糖。淀粉类蔬菜,像玉米和胡萝卜,收获之后反而变得不那么甜了。这是因为此类蔬菜成熟后,形成了另外一些尝起来不甜的化学物质。

练习题参考答案

1. 解题思路

(1) 复合碳水化合物是多糖,即很多的糖分子连在一起形成的多个长而复杂的链条(有分叉的)。

(2) 哪幅图表示一长串联在一起的复杂糖链?

答: 图 C 代表着复合碳水化合物。

2. 解题思路

(1) 碳水化合物是糖、淀粉和纤维。

(2) 这 3 幅图都显示了含有碳水化合物的食物。

（3）营养学家推荐你吃的碳水化合物主要是来自复合碳水化合物（淀粉和纤维）和存在于水果和蔬菜里的天然糖。

（4）图 A 没有蔬菜和水果，图 C 只有水果。

答： 图 B 展示的食物是被推荐的碳水化合物来源。

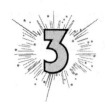

3 好脂肪与坏脂肪

脂肪如何变成好的或坏的

脂肪是所有关注体重的人们最不愿意看见的词语。但事实上脂肪对身体健康必不可少。脂肪作为储备能量,可以用来传输某些维生素,保持你的皮肤健康,以及替你的身体保暖,充当缓冲垫使你的身体免受伤害。脂肪是最有效的能量来源,1 克脂肪能提供 36 焦耳能量,而 1 克蛋白质或碳水化合物只能提供 16 焦耳能量。

脂肪是由 2 种化学物质构成的:脂肪酸,甘油。脂肪酸和甘油的分子是碳、氢和氧原子构成的。脂肪也称作三酰甘油(甘油三酯),因为它们是由 3 个脂肪酸分子加上一个甘油分子组合而成的。一些脂肪酸是身体的必需品,你的身体无法生成它们,必须从饮食中获取。这些必需脂肪酸(英文缩写是EFAs)存在于以下的食物中:葵花籽、核桃、绿色的多叶类蔬菜、玉米、油菜籽、黄豆和葵花籽油。

饮食结构中,摄入脂肪太少是不健康的,但太多脂肪对人的身体也有害。那么,多少才足够? 答案取决于脂肪的种类。脂肪可以分为 2 类:饱和三酰甘油,不饱和三酰甘油。三酰甘油中脂肪酸的碳原子结合在一起,形成一个链条。如果所有的碳原子之间是单个链接,那么这种脂肪就被称作饱和三酰甘油或饱和脂肪。在室温下,饱和三酰甘油是固态。由于它们会造成一系列健康问题,从心脏病到癌症,因此被视为不好的脂肪。绝大多数动物脂肪和一些植物脂肪的饱和脂肪含量都很高。

不饱和三酰甘油或不饱和脂肪,脂肪酸的碳原子之间,有一个或多个碳—碳双键。单不饱和三酰甘油只有一个碳—碳双键。多元不饱和三酰甘油有2个或多个碳—碳双键。

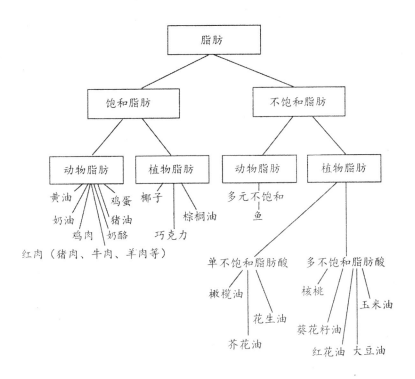

不饱和程度越高,碳—碳双键越多,也更有可能呈现液态。液体三酯甘油叫作油。植物脂肪含有高比例的不饱和脂肪,例如,像玉米、花生和橄榄油。脂肪不饱和程度越高,越健康。

上页的图标明了每种脂肪的来源。注意,每种食物和它所含的最大比例的脂肪种类归在一起,但是,这种食物可能也含有少量其他种类的脂肪。比如,像花生,富含比例很高的不饱和脂肪,但也含有一些饱和脂肪。你可以通过检查食物包装上标注的营养成分来判定食物中不同的脂肪。

大部分营养学家推荐,一天中脂肪摄入总量不应该多于一天总摄入热量的 30%,而且其中饱和脂肪仅仅应占到 10%。

练习题

1. 2 克脂肪和 2 克碳水化合物,哪一个提供更多的能量?

2. 如果你某一天中吃的食物含有 8 千焦热量,那么你最多应该吃多少热量的脂肪?

3. 研究以下数据和营养成分表,判定劳伦和达文谁吃的糖果所含的有害脂肪更少。

糖果 A		
营养成分		
每份大小：1 块		
每包装份数：		
每份含量		
焦耳	脂肪热量	
%日摄入量百分比*		
脂肪总量 7.5 克		%
饱和脂肪 6.0 克		%
多不饱和脂肪 1.0 克		%
单不饱和脂肪 0.5 克		%
胆固醇（毫克）		%
钠（毫克）		%
碳水化合物总量（克）		%
糖（克）		%
其他碳水化合物（克）		%
蛋白质（克）		
维生素 A%	·	维生素 C%
钙%	·	铁%
* 基于每日摄入 8 千焦热量的饮食计算		

糖果 B		
营养成分		
每份大小：1 块		
每包装份数：		
每份含量		
焦耳	脂肪热量	
%日摄入量百分比*		
脂肪总量 7.5 克		%
饱和脂肪 0.5 克		%
多不饱和脂肪 6.0 克		%
单不饱和脂肪 1.0 克		%
胆固醇（毫克）		%
钠（毫克）		%
碳水化合物总量（克）		%
糖（克）		%
其他碳水化合物（克）		%
蛋白质（克）		
维生素 A%	·	维生素 C%
钙%	·	铁%
* 基于每日摄入 8 千焦热量的饮食计算		

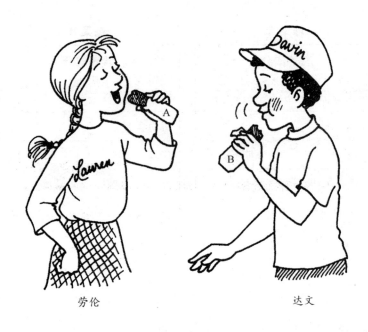

劳伦　　　　　　　　　　达文

小实验　片纸识油

实验目的

　　检测食物中的脂肪。

你会用到

　　一盏台灯或者其他光源，一支铅笔，一把尺子，一只牛皮纸袋，一把剪刀，一支钢笔，一根滴管，一些油，一些纸巾，6 种食物样本：薯片、胡萝卜、蛋黄酱、面包、水和苹果汁。

实验步骤

❶ 在纸袋上画 8 个边长为 5 厘米的方块。把纸方块剪下来。

❷ 准备 2 张测试纸片：用钢笔在一张纸上写上"无油"，另外一张写上"有油"。这些纸将被用来判定食物样品中脂肪的含量，从 0% 到 100%。

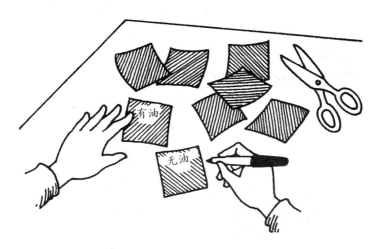

❸ 在写着"有油"的纸上滴一滴油。用你的手指把油涂抹在纸上。

❹ 用纸巾把你手指上剩下的油擦干净。

❺ 把剩下的 6 张纸片标上每一种食物样本的名字。

❻ 把每一种固体样本在对应的纸上用力摩擦。

❼ 用液体的食物在对应的纸中间滴一滴，然后，用手指在纸上把液体来回涂抹。

❽ 让纸片晾干。这大概需要 10 分钟。

❾ 握住 2 张纸片，朝向灯光举着。注意观察光线是如何透过每张纸片的，有何差异。

❿ 把测试纸片和样本纸片进行对比。一手握住测试纸片，同时，另一只手握住样本纸片。将纸片举到光线处，比较光线是如何透过纸张的。

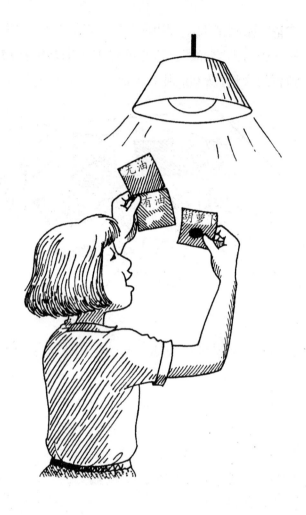

　　把涂有清水、苹果汁、胡萝卜和面包的食物样品纸片和没有涂上油的测试纸进行对比,看看光线穿透纸张有何差异。

　　把涂有薯片、蛋黄酱的食物样品纸片和涂上油的测试纸进行对比,看看光线穿透纸张有何差异。

在这个实验中,没有涂过食物的纸片表示脂肪含量为零。有油脂涂在上面的,表示脂肪含量为 100%。把光线如何穿透过测试纸张和光线如何穿透过样本纸张进行比较。当脂肪涂在纸上的时候,纸张会变得更加透明。这里所运用的事实是根据脂肪会让纸张变得透明,以此来测试食物中是否存在脂肪。

如果食物中的脂肪含量很小,这个测试就不那么准确了。例如,面包里含有少量的脂肪,但在本书的测试中,它无法让纸张变得通透。不同种类的面包或许会有不同的实验结果。

练习题参考答案

1. 解题思路

(1) 如果 1 克脂肪提供 36 焦耳能量,那么 2 克脂肪提供多少焦耳能量?

2 克×36 焦耳/克＝72 焦耳。

(2) 如果每克碳水化合物提供 16 焦耳的能量,那么 2 克碳水化合物提供多少焦耳的能量?

2 克×16 焦耳/克＝32 焦耳。

答:2 克脂肪比 2 克的碳水化合物提供的能量更多。

2. 解题思路

(1) 日均不应该超过 30% 的能量来自脂肪。

(2) 8 千焦的 30% 是多少焦耳?

答：日均摄入 8 千焦热量,来自脂肪的热量不应超过 2.5 千焦(600 卡)。

(1) 2 种糖果含有等量脂肪。

(2) 多元不饱和脂肪是最好的,单不饱和脂肪其次,饱和脂肪是脂肪中最不健康的。

(3) 哪种糖果包含最少的饱和脂肪?

答：糖果 B 包含最少的饱和脂肪,所以达文吃的糖果含有的有害脂肪最少,是最健康的。

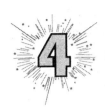

4 纽带
——身体里的蛋白质

常识须知

你身体的很大一部分,如皮肤、指甲、头发、血液和肌肉等,都是由蛋白质构成的。事实上,你身体里每个细胞,都是由蛋白质构成的。蛋白质是较简单的氨基酸分子链,由碳、氢、氧和氮组成,有时候也含有硫、磷和铜。氨基酸分子连在一起,形成长的链状结构。每个氨基酸分子可以和另外 2 个氨基酸分子首尾相连,像一长列火车的货车车厢。很多不同种类的氨基酸分子,以不同顺序连接在一起,形成成千上万的不同种类的蛋白质。有些蛋白质由数百种氨基酸分子组成,还有一些则由数千种氨基酸分子构成。

蛋白质

氨基酸

 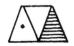

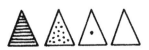

蛋白质可以通过植物和动物来制造。植物在体内制造所需的蛋白质和氨基酸。你身体也可以自己制造氨基酸,但你体内大部分氨基酸是来自你所吃食物中的蛋白质。蛋白质被体内消化程序分解为单个氨基酸,并被传输到不同体细胞。在体细胞内,氨基酸重新排列组合,为细胞的生长和修复生成了不同种类的蛋白质。

你的身体需要 20 种不同种类的氨基酸来构建蛋白质,其中 9 种是必需氨基酸(这些氨基酸你自身无法合成),必须由你所吃食物中的蛋白质提供。

食物中的蛋白质属于哪一种?是完全蛋白质还是不完全蛋白质,取决于它们是否包含有 9 种必需氨基酸。完全蛋白质包含了分量恰到好处的身体所需要的全部氨基酸,其来源有禽、鱼、蛋、肉和乳制品(牛奶及奶制品,如黄油、奶酪、奶油和酸奶)。不完全蛋白质缺少某些必需氨基酸,蔬菜(植物能被食用的任何部分)就是不完全蛋白质的代表。豆科植物(在荚中孕育种子的植物)是优良的不完全蛋白质来源。

素食主义者不吃肉,但有些素食主义者也会吃畜产品,如牛奶、乳酪、鸡蛋和蜂蜜等。蔬菜只能提供不完全蛋白质,而素食主义者可以通过摄入补充蛋白质来获取恰当数量的必需氨基酸(补充蛋白质是不完全蛋白质的组合,提供 9 种必需氨基酸)。举例来说,和米饭一起煮熟的干豆,或涂有花生酱的整片白面包,都是能提供补充蛋白质的食物组合。

由于你身体无法储存未消化的蛋白质或氨基酸,因此你需要每日在饮食中有供给。对 7—14 岁的孩子们来说,每千克体重每天需要 1 克蛋白质。成年人,体重每千克每天需要 0.8 克蛋白质。

练习题

1. 有 9 种必需氨基酸。请研究下图，从选项中选出 2 种蛋白质组合形成补充蛋白质。

    a. A 和 B；   b. A 和 C；   c. B 和 C。

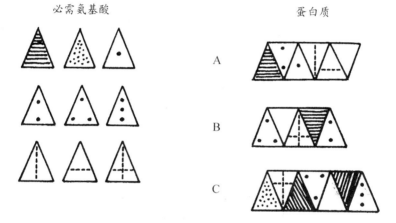

必需氨基酸　　　　　　　　　　　蛋白质

2. 研究下图，从 A、B、C 图中选出代表必需氨基酸的图片。

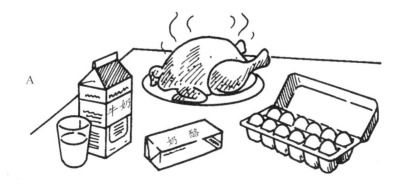

B 　　　C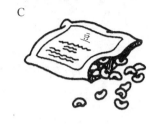

小实验　舒展开来的蛋清

实验目的

研究搅拌鸡蛋的时候，为什么蛋清会变白并起泡。

你会用到

3个鸡蛋的蛋清（可以找个成年人帮忙把蛋清和蛋黄分离开来），1个约1升的碗，一只计时器，一把餐叉，一只搅蛋器，一名成年人助手。

注意：接触过生鸡蛋后要洗碗洗手，因为生鸡蛋会携带有害细菌。

实验步骤

❶ 把蛋清放在碗里，让它们在室温下静置10分钟。

❷ 用餐叉挑起蛋清，观察它们的形状。

❸ 用搅蛋器搅拌蛋清，直到蛋清黏稠到当你把搅蛋器从蛋清里提起时，能带起小山峰一样的泡沫立在表面为止。

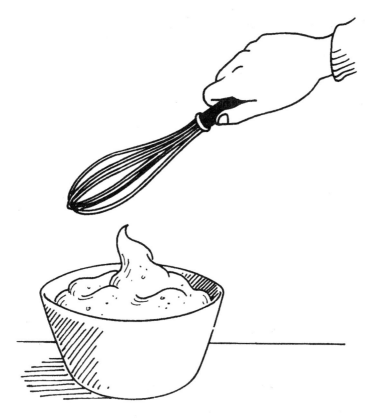

④ 再次使用餐叉,把蛋清挑起来,观察它们的形状。

在被搅拌之前,蛋清是清澈的浓稠液体,有些许黄色。搅拌之后,蛋清变成了白色的浓稠泡沫。

蛋清由 87% 的水,9% 的蛋白质和 4% 的矿物质组成。蛋清中的蛋白质叫**球状蛋白**,由氨基酸盘紧紧盘绕形成像小毛线球一样的球形。搅拌蛋清时，氨基酸之间的结合被打破，蛋白质舒展开来。这种改变蛋白质自然状态的过程叫**变性过程**。

在自然状态下，蛋清是一种淡黄色的黏稠液体。光线穿过透明的液体折射，呈现黄色。搅拌蛋清，不仅仅让里面的蛋白质舒展开来，而且使空气和舒展的蛋白质混合到一起，形成厚厚的、黏稠的白色泡沫。变性的泡沫物质分散了光线，所以搅拌过的蛋清看起来呈白色。

练习题参考答案

1. 解题思路

（1）要身体健康，就需要有 9 种必需氨基酸。

（2）补充蛋白质，由不完全蛋白质组合而成，为人体提供所有必需的氨基酸。

（3）哪种组合提供了 9 种全部必需氨基酸？

答：选项 b 代表了组合形成补充蛋白质。

2. 解题思路

（1）完全蛋白质含有 9 种必需氨基酸。

（2）完全蛋白质的来源是禽、鱼、蛋、肉、牛奶和乳制品。

（3）图 B 和图 C 显示的单一蔬果含有不完全蛋白质。

答：图 A 代表了一种必需氨基酸。

5 维生素的重要性

常识须知

维生素是一种**有机物**(有机物是来自活体的含碳物质)，你身体正常的生长和**新陈代谢**(生命所必需的某种或所有化学过程)都离不开维生素。维生素有很多种,都由字母命名:维生素 A、维生素 C、维生素 D、维生素 E、维生素 K 和 8 种不同的维生素 B(维生素 B_1,维生素 B_{12} 等)。其中只有维生素 D 和维生素 K 可以被身体制造,你所需的其他必需维生素得从所吃的食物中获得。

维生素 D 可以帮助身体利用强健骨质的物质,每周或每两周晒 30 分钟到 1 个小时的太阳,你的身体就能生产出它所需要的全部维生素 D。你也可以从蛋黄、鱼和强化食品中获取维生素 D。强化食品含有一种或多种营养素,无法在体内自然产生,需要在食物加工过程中额外添加进去。牛奶通常会加入维生素 D 以进行强化。

维生素 K 能帮助血液**凝结**(形成块状或团状),你身体所需要的一半维生素 K 是由体内的细菌制造的,剩下的则来自你所吃的食物。菠菜和其他多叶类蔬菜、全麦、土豆和圆白菜等都是很好的维生素 K 的食物来源。

　　根据被吸收到你体内的方式不同,维生素分为脂溶性维生素和水溶性维生素。维生素 A、维生素 D、维生素 E 和维生素 K 是脂溶性维生素,也就是说它们溶解于脂肪,并能被存储在体内,你可以从含油多的鱼类等脂肪多的食物中得到它们;维生素 C 和所有 B 族维生素,都是水溶性维生素,即它们都溶于水,你可以从水果等富含水分的食物中获得。水溶性维生素不会在体内停留很长时间,它们主要被尿液带出体外。因此,相对于富含脂溶性维生素的食物,我们应该更多地摄入富含水溶性维生素的食物。

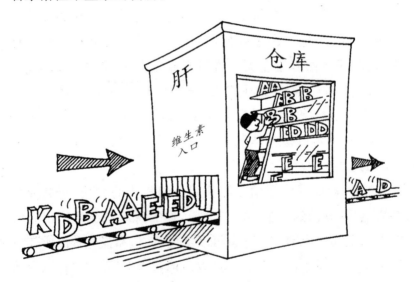

　　你吃下去的维生素经由血液被带到身体的每一个细胞。在细胞里,维生素和酶就像拼图一样结合在一起。酶是一种特殊的蛋白质,在活的生命体中控制化学反应。有些酶需要一种维生素的帮手来完成它们的工作,这个帮手被称为辅酶素,它能把分子组合在一起或者拆分开来。工作完成之后,酶和维生素还可以被重复利用很多次。这就是为何不需要大量维生素的原因。

通常来说，健康的饮食可以提供足够数量的必需维生素，但是，如果你的饮食偶尔不是那么健康的话，肝脏可以临时提供所需要的维生素。肝脏是你体内最大的内脏器官，在成人体内重达 1.4—1.8 千克。肝脏的一部分工作就是存储维生素 B12 和脂溶性维生素 A、维生素 D、维生素 E 和维生素 K。当你的饮食中缺少这些维生素的时候，它们就会从你的身体中释放出来。

由于很多人都相信维生素是超级的灵丹妙药（具有独特的治愈能力），但没有证据显示这是事实。但是健康的饮食习惯，可以补充身体所必需的维生素，可以让你的免疫系统处于良好的工作状态。免疫系统是能让你的身体抵挡住疾病的一组身体器官。对于一般的健康人来说，没有证据表明多种维生素营养剂（额外加入到食物中的营养素）是必要的。但科学家们也同意，摄入推荐日摄食量（RDA）的维生素营养剂也没什么坏处。RDA 是推荐的日摄食量的英文首字母缩写，它是由美国国家科学研究院的下属机构——食品和营养国家研究委员会制定的一个健康的人单日所需的各种食物营养素的剂量。但要注意的是，科学家们一致认为超过推荐的日摄食量（RDA）是有害的。

练习题

1. 下面哪幅图显示的是维生素 D 的优质来源？

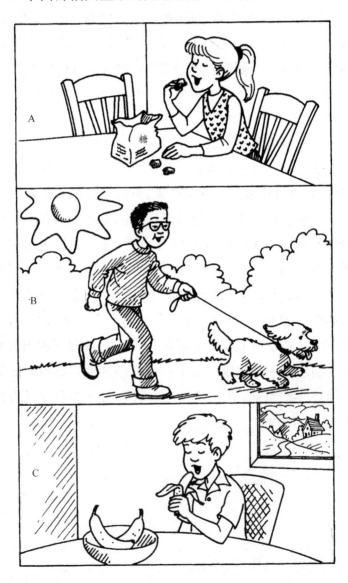

2. 在 A 和 B 两幅图中,哪一幅代表着多种维生素在你体内被利用的方式?

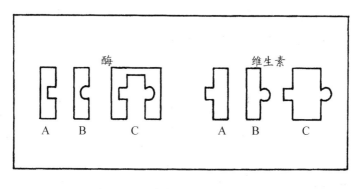

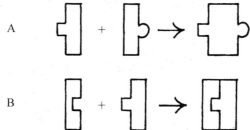

小实验 褐色的香蕉

看看维生素能否阻止水果变成褐色。

一支钢笔,2 只纸盘,一把餐刀,一根香蕉,3 片维生素 C(100 毫克即可),一块砧板,一根擀面杖,一把调羹,一只计时器。

❶ 给一只纸盘贴上"有",另外一只贴上"没有"的标签。

❷ 把香蕉剥皮后切成 8 片,每只盘子里放 4 片。

❸ 把维生素 C 药片放在砧板上,用擀面杖把它们压碎。

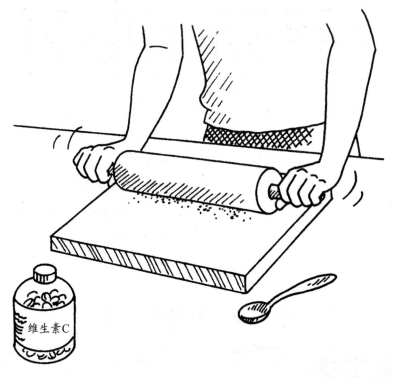

维生素C

❹ 用调羹舀起被压碎的维生素 C,把粉末撒在贴着"有"字盘的香蕉片表面。

❺ 贴着"没有"标签盘子里的香蕉切片不要撒维生素粉末。

❻ 接下来至少 2 个小时内,每隔半小时观察一次 2 只盘子里香蕉片的颜色。

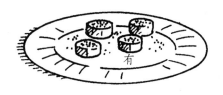

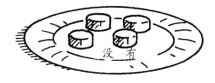

没有处理过的香蕉切片表面颜色逐渐变成褐色,而表面撒了维生素C的香蕉切片则没有变色。

实验揭秘

香蕉和苹果、梨等水果,擦伤或削皮后暴露在空气中,就会变色。这种变色现象是分子被破坏所导致的。被损坏的分子释放出来的化学物质被氧化,使水果变成褐色。维生素C是一种抗氧化剂,它能够**抑制**(终止或打断)氧化过程。在香蕉表面撒上维生素C,可以阻止香蕉被损坏细胞里的化学物质氧化,所以看上去没有变成褐色,或者至少要更久的时间才会变成褐色。柠檬富含维生素C,所以你可以在水果沙拉里面加入柠檬汁,以防止水果变成褐色。

练习题参考答案

1. 解题思路

维生素 D 的优质来源有蛋黄、鱼类、强化牛奶和日光。

答：图 B 显示的是维生素 D 的一种优质来源。

2. 解题思路

（1）图 A 显示了 2 种维生素组合形成第 3 种形态的维生素。

（2）维生素并不能通过组合的形式形成一种新型的维生素。

（3）维生素和酶组合在一起，形成一种能够发挥某种特定功能的物质，例如，拆开一个分子结构，然后自己嵌入进去等等。

答：图 B 代表了很多维生素在你体内被利用的方式。

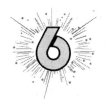

矿物质的重要性

常识须知

矿物质是**无机物**（不含碳，也不是来自活的生物），但对你身体功能的正常运转至关重要。矿物质来自水和土壤。所有植物和动物包括人在内都含有不同数量的矿物质，而且矿物质必不可少。植物从土壤中吸收富含矿物质的水分。动物通过摄入植物和其他富含矿物质的动物，以及饮用**硬水**（指富含钙、镁和铁的水）而获取矿物质。

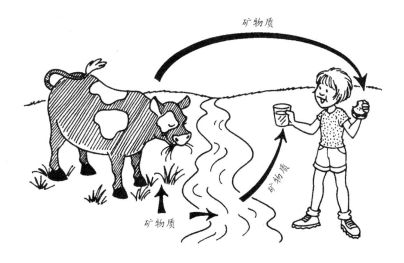

你的身体仅仅需要小部分矿物质就可以保持健康,但身体对有些矿物质的需求要大于另外一些,这些矿物质被称为**常量元素**,包括钙、磷和镁。需求量少的矿物质称为**微量无机物**或**微量元素**,包括钠、钾、氯、铁、锌、碘、铜、锰、氟化物、铬、硒、钼、砷、硼、镍和硅等。

在你体内很多生命延续的反应都离不开矿物质。例如,铁元素的功能是制造血红蛋白和肌血球素。血红蛋白是血液中的红色物质,可以携带氧气进入细胞;肌血球素能把氧气存储在肌肉中。常量元素,钙、磷和镁,承担着骨骼、牙齿和**肌肉组织**(一组相似的细胞一起完成某项功能的组织)生长的重任。

婴儿刚出生的时候,幼小的骨骼中含有 200—250 克钙。随着宝宝骨骼的生长发育,钙和磷的含量会越来越大,骨骼从而变得强壮和结实起来。20 岁时,骨骼通常就会达到最大的长度和厚度。在这个年龄段,男人和女人的骨骼均含有 1 000—1 200 克钙。绝大部分钙都在青少年阶段(11—18 岁)在骨骼中生成。到了 50 岁时,骨头中钙的含量开始减小。这对患有骨质疏松症的老年妇女来说更是如此,钙会从骨头里流失,从而造成骨头脆弱易断裂。

有些酶需要有矿物质才能发挥作用。酶在身体的化学反应里是必不可少的,因此没有矿物质,这些化学反应就无法发生。矿物质相互之间、与维生素之间也会互相反应,例如,铜元素和维生素 C 一起帮助身体吸收铁元素,维生素 D 帮助身体吸收钙和磷。

矿物质溶于水的时候,会分裂成带电的微粒,叫**离子**。体液中形成的离子叫**电解质**。像钠、钾和氯这样的电解质能帮助水分子开展各种运动,包括进出细胞、从血液和其他组织进入细胞及其周围的空间等。

练习题

1. 下面哪一幅图代表了硬水?

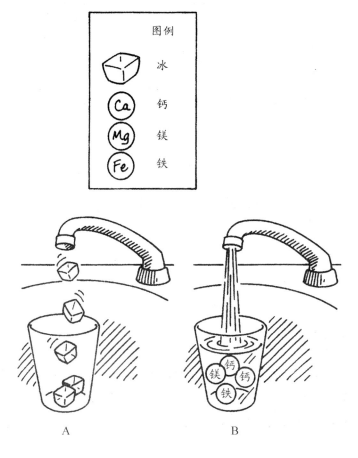

图例

冰

钙

镁

铁

A   B

2. 下面哪一幅图代表骨头里的钙含量达到了最高值。

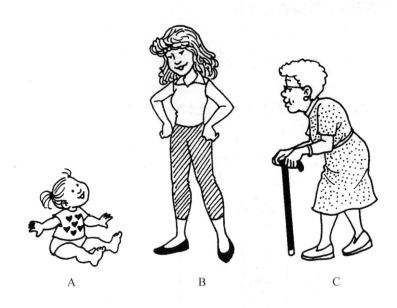

A   B   C

小实验 水的硬度

实验目的

测试水的硬度。

你会用到

一把量勺,2 大汤匙(30 毫升)蒸馏水,2 只有盖的婴幼儿食品罐,一支钢笔,一卷遮盖胶带,1/4 茶匙浴盐(1.2 毫升),一根滴管,一瓶洗洁精,一把尺子。

❶ 在每个罐里放一汤匙（15 毫升）水。

❷ 用钢笔和胶带给其中一个罐子贴上标签：软水。

❸ 往另外一个罐子里加入浴盐，搅拌均匀。给这个罐子贴上标签：硬水。

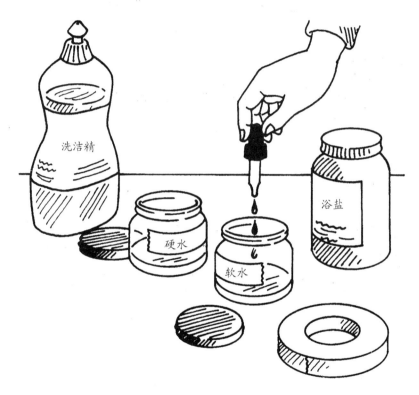

❹ 用滴管往每只罐子里滴 3 滴洗洁精。

❺ 将 2 只罐子都盖上盖子。

❻ 每只手握住一只罐子，用力摇晃 15 秒。

❼ 把 2 只罐子并排放在一起，用尺子量出每只罐里肥皂泡的高度，比比谁高。

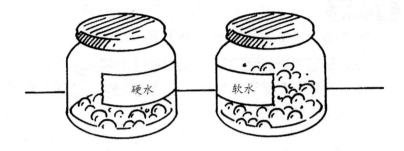

硬水　软水

每只罐子的水面都形成了肥皂泡。软水里的泡沫比硬水里的高得多。

富含钙、镁和铁等矿物质的水叫**硬水**。在硬水中,钙通常是含量最大的矿物质。但这几种矿物质无论哪种含量越大,水都会越硬。含有这些矿物质较少的水叫**软水**。硬水里很难制造肥皂泡,那是因为矿物质和肥皂结合,形成了**皂垢**(一种蜡状的物质,不溶于水)。

本实验中,通过往软水(蒸馏水)中加入含有镁的浴盐,会使水变硬。很多地方的饮用水都是硬水,这是由于雨水冲刷富含矿物质的土壤,矿物质溶于水,致使饮用水变硬。不同的地区,饮用水中的矿物质含量各不相同。通过饮用这种水,你可以获取微量矿物质。但相对于饮水,蔬菜能吸收土壤中富含矿物质的水,吃这些蔬菜,你能获取更多的矿物质。饮用水可以作为矿物氟(可以预防蛀牙)和铜元素(帮助铁代谢)的来源。

练习题参考答案

1. 解题思路

（1）词语"硬水"的意思并不意味着水真的像冰一样硬。

（2）硬水是富含钙、镁和铁等矿物质的水。

答：图 B 显示的是硬水。

2. 解题思路

（1）婴儿出生的时候，骨头里只有少量的钙。

（2）老年人，尤其是患有骨质疏松症的老年妇女，骨头里的钙含量比年轻人低。

（3）20 岁的时候，骨头里的钙含量达到最高值。

答：图 B 代表了骨头里的含钙量达到了最高值。

7 蔬菜、水果、坚果和谷物的区别

常识须知

蔬菜、水果、坚果和谷物都是来自植物的食物,但在膳食指南金字塔中,它们被归在不同的食物组。**蔬菜**广义上是指植物任何可以被食用的部分——根、茎、叶、水果、坚果和种子。但把水果、坚果和种子也归为蔬菜,这是比较少见的做法。

水果是植物包含种子的部分。多果肉的水果如苹果、草莓和番茄有**肉质组织**(肉厚多汁的组织)。个别多果肉的水果,如番茄、黄瓜一般都被归为蔬菜出售。

另外,常称作蔬菜的还有豆类,如豌豆、黄豆和小扁豆。花生因为营养成分与坚果类似,所以通常被归入坚果类。坚果是通用名,指外壳坚硬、不易开裂、内核柔软、干燥的单种子果实。花生被归为坚果一类,是因为它们都富含蛋白质。绝大多数坚果果实还富含脂肪。核桃、开心果、杏仁和巴西坚果都是坚果的代表。

谷物,也叫谷类食物,是稻科植物的种子和含有大量淀粉的果实。常见的谷物有小麦、大米、黑麦、燕麦、大麦、高粱和玉米。

　　蔬菜可以根据它们来自植物的哪一部分来分类。有的植物长有单一的巨大根，叫作**主根**。主根不仅仅让植物牢牢地植根于土壤之中，同时还能作为地下储藏室，为植物储藏食物和水。能食用的主根叫根类蔬菜，包括胡萝卜、甜菜、山药、红薯和萝卜等。

　　茎是植物的主干，长满了叶子和**芽苞**（芽苞是茎的一部分，能长成另外的茎或者花朵）。茎可以长在地下，也可以长在地上。芋头和马铃薯都既有地上茎也有地下茎。膨大的地下茎叫**块状茎**。块状茎也能为植物存储食物。

　　植物在地面上的茎，支撑着叶子，叶子通过**光合作用**（绿色植物运用光把二氧化碳和水转变成为葡萄糖和氧气的过程）制造养分。地上茎的代表植物是芦笋和球茎甘蓝。

　　花类蔬菜，也叫头菜，包括西兰花和花菜，头部都由细小

小花(尤指菊科植物管状小花)

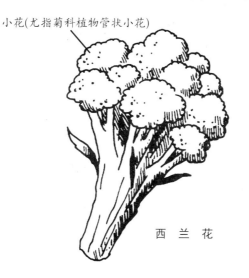

西 兰 花

的管状小花构成。通常这类蔬菜在花未开的花骨朵阶段就要吃了。

叶类蔬菜包括大白菜、卷心菜、莴苣和菠菜等。鳞茎类蔬菜包括洋葱和大蒜。洋葱和大蒜的每一层都是叶子的根基，为植物存储食物和水。植物消耗存储在叶子里的食物，通常从外围的叶子开始。植物使用存储的食物时，多肉的叶子根基开始脱水。这就是你看到的洋葱和大蒜外表干燥的纸状外皮的成因。

练习题

看图回答下列问题：

1. 哪一种食物是谷物？
2. 哪一种食物通常被叫作水果？

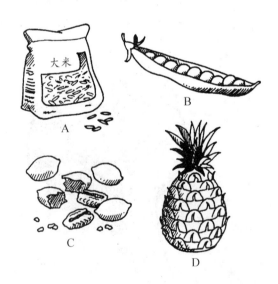

小实验　观察胡萝卜

观察胡萝卜的不同组成部分。

你会用到

一把放大镜，一根新鲜的胡萝卜（如果有可能的话，最好带有绿叶）。

实验步骤

❶ 用放大镜观察胡萝卜的外皮。

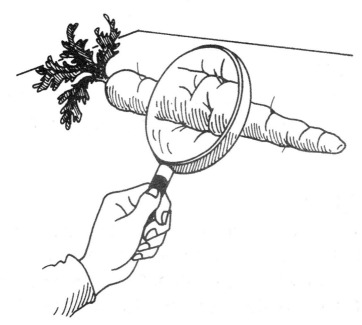

❷ 把胡萝卜对半切开,观察胡萝卜的横切面。

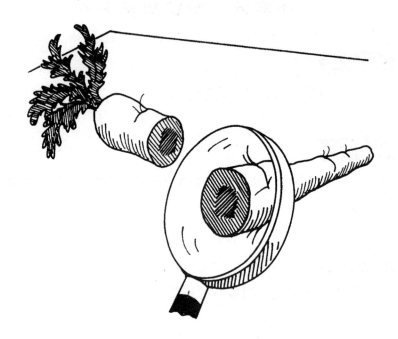

胡萝卜的外层表皮上能看到细小的像头发丝一样的纤维。胡萝卜的横切面显示有 2 个圆圈,深橘色的内圆被浅橘色的外圆所包围。

你吃的胡萝卜是根。根的外表像毛发一样的纤维是整个根体系残余的枝杈,它帮助胡萝卜植根于土壤之中。

胡萝卜深色的内圈包含了**木质管部**,可以输送**树液**(水和溶解于水中的营养素),把从土壤里吸收到的已经溶解在水里的矿物质输送到植物的其他部位。环绕深色中心的淡色圆圈长有韧皮部导管,传输溶解了营养素的树液,主要是叶子制造的蔗糖。韧皮部导管里的树液被输送到植物全身,一直到达根部,在根部蔗糖被用来制造多糖,并被存储在根部。正是这种蔗糖,让胡萝卜吃起来带有甜味。胡萝卜是一种主根,能存储植物需要的食物和水。

练习题参考答案

1. 解题思路

（1）谷物是各种稻类的种子或果实。

（2）哪种食物来自稻类?

答：食物 A 选项是谷物。

2. 解题思路

（1）甜的多果肉食物通常被称为水果。

（2）哪种食物是甜的多果肉水果?

答：食物 D 选项（菠萝）通常被称为水果。

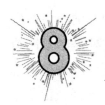

能量金字塔
——日常食物选择指南

常识须知

良好的营养包括下面的"3·5"原则：3个关键词（适量、多样和均衡），5种基本食物组。除非你由于健康原因，医生限制你的饮食，否则你只要遵循"适量、多样和均衡"的宗旨，就可以享受每一种已知的食物。

适量是指饮食不要走极端，摄食量恰到好处，既不太多也不太少。饮食过量，不仅造成过量的食物转化成脂肪存储下来，而且消化这些过量食物会给身体带来额外的工作负担。吃得太少，则会造成身体缺乏所需的营养。

多样是指食物要多种。你应该吃各种各样的食物。例如，在水果中，你不应该每天都只吃香蕉，可以考虑早餐吃香蕉，中午以苹果为点心，晚餐可以吃点甜瓜。由于不同的食物含有不同的营养成分，因此，选择食用多样的食物，可以更好地确保得到你身体所需的全部营养。

均衡是指食物数量要同等。你需要保持所吃食物热量的摄入量和消耗量均衡。也就是说，摄入的热量的数量和身体所消耗的热量的数量要一致。如果摄入少于消耗，你的体重就会减轻。如果摄入比消耗多，那么多余的量就会被转化成脂肪存储在体内，你的体重就会增加。

金字塔食物指南图显示了5种基本食物组以及你每天应该吃的数量。下面这张图是由美国农业部（USDA）研发的。美国农业部是旨在消除饥饿和营养不良的联邦政府机构。金字塔食物指南图中的食物量，范围从最小的每人一天6.4千焦，到最多的每人一天11.2千焦，跨度很大。

金字塔食物指南图

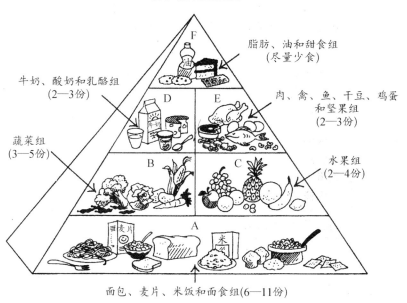

金字塔食物指南图显示了每种食物的食用分量，但是每一份到底是多少呢？下面的食物分组分量表可以为从学童到成年人的人群提供参考。婴幼儿的分量要更少一些。

食物分组分量表

组	食　　　物	份　　　量
A	面包 即食麦片 煮熟的麦片、米饭或面食	1 片 28 克 1/2 杯（125 毫升）
B	生的多叶类蔬菜 其他煮熟的蔬菜或生蔬菜 蔬菜汁	1 杯（250 毫升） 1/2 杯（125 毫升） 3/4 杯（188 毫升）
C	苹果、香蕉或橙子 切碎、煮熟的或罐头水果 果汁	1 中份 1/2 杯（125 毫升） 3/4 杯（188 毫升）
D	牛奶或酸奶 天然乳酪 加工乳酪	1 杯（250 毫升） 42 克 56 克
E	煮熟的瘦肉 煮熟的干豆 鸡蛋 花生酱	56—84 克 1/2 杯（125 毫升） 1 只 2 大汤匙（30 毫升）
F	脂肪、油脂和糖果	尽量少吃

　　金字塔食物指南图指明了哪一种食物应该摄入量最大。处于金字塔底部的面包、麦片、米饭和面食摄入量应该最大，食用分量远远超过其他任何一组。金字塔顶部也可以称作可选择的第 6 类食物组。尽管身体对脂肪、油脂和糖果也有少量需求，但没必要特意把它们加到你的饮食中去，大部分食物都天然地包含了这些营养素中的一部分。

　　记住，你的身体就像一台需要能量的机器。吃对了食物就可以为这台机器提供能量，从而让这台美妙的机器正常运转,同时也会让你感觉良好。

练习题

1. 下面哪一幅图显示了蔬菜的多样性?

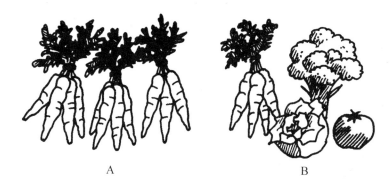

A   B

2. 在金字塔的 A、B、C、D、E、F 部分,哪一部分食物应该
吃得最多?

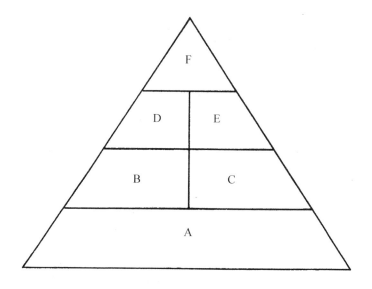

小实验　自制金字塔食物指南图

实验目的

制作一张金字塔食物指南图。

你会用到

　　2张卡纸(一张彩色,一张白色),一把尺子,一支钢笔,一把剪刀,一卷透明胶带。

实验步骤

❶ 把有颜色的纸对折,让短的一侧重合在一起。

❷ 把纸展开。用尺子和钢笔,如下图所示,从折痕的一角画2条对角线,呈现出金字塔的形状。

❸ 把纸对折2次,每次都让长的一侧重合在一起。

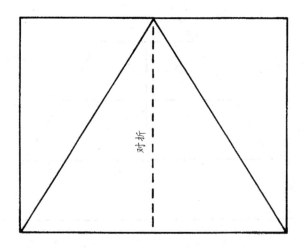

对折

54

❹ 把金字塔剪下来,然后沿着每一条折痕剪,把金字塔剪成 4 部分。

❺ 把金字塔底部(有颜色的卡纸最大的一部分)沿着白色卡纸的长边放好。用胶带把底部的顶端固定在纸上。

❻ 把金字塔的下一部分放在底部上面,用胶带把这部分的顶端也固定在纸上。

❼ 重复步骤6,把剩下的有颜色的金字塔都固定在白色卡纸上。

❽ 沿着中间的折痕把第 2—3 部分剪下来,剪到被固定的端部的 1 厘米。

❾ 把纸片贴上"金字塔食物指南图"的标签。

❿ 根据书中的前一幅"金字塔食物指南图",把食物组和分量都填进金字塔的空白处。

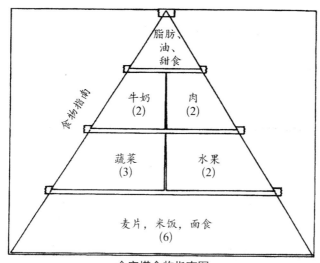

金字塔食物指南图

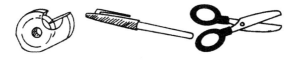

⑪ 举起代表每一组食物的纸,把下表中的每一组食用分量的例子写在上面。

● 牛奶

　1 杯(250 毫升)牛奶或酸奶;

　42—56 克奶酪;

　1/2 杯(125 毫升)冰淇淋。

● 肉

　56—84 克煮熟的瘦肉、禽类或鱼;

　1 只鸡蛋;

　2 大汤匙(30 毫升)花生酱;

　1/2 杯(125 毫升)煮熟的干豌豆、黄豆或小扁豆。

● 蔬菜

　3/4 杯(188 毫升)蔬菜汁;

　1/2 杯(125 毫升)煮熟的或生的蔬菜;

　1 杯(250 毫升)生的多叶类蔬菜。

● 水果

　1 个中等个头的苹果、香蕉或橙子;

　1/2 杯(125 毫升)切碎煮熟的水果或罐头水果;

　3/4 杯(188 毫升)果汁。

● 谷物

　1 片面包;

　28 克干麦片;

　1/2 杯(125 毫升)煮熟的麦片、米饭或面食。

● 脂肪、油脂和糖果

　尽量少吃。

制作了一张带有样本分量的金字塔食物指南图。

金字塔食物指南图能帮助并提醒我们从 5 种基本食物组中摄入恰当分量的食物。使用本指南一段时间后,你就能记住所有的分组和分量。在达到这种熟练程度前,别忘了选择食物时,把金字塔食物指南图放在手边供参考哦。

练习题参考答案

1. 解题思路

(1)多样性是指有很多种类。

(2)图 A 只显示了一种蔬菜:胡萝卜。

答:图 B 显示了多种蔬菜。

2. 解题思路

(1)在金字塔的食物组中占据最大面积的部分,是我们每天要摄入最多的食物。

(2)金字塔中最大的一块在金字塔底部。

答:金字塔的 A 部分显示了应该被大量摄入的食物组。

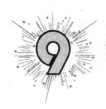

9 看懂食物标签

常识须知

美国食品药品监督管理局（FDA）（美国健康和人类服务署的一个下属机构，致力于保护美国的食品安全）规章规定，包装食品上一定要有营养成分标签。这些标签要包含特别指定的信息，包括食用量、总热量，脂肪热量含量，营养素列表和每日摄入量百分比（DV）。每日摄入量百分比是基于每日8千焦饮食中该种营养的日建议摄入量。在一天中，人所消耗食物中各种营养摄入量百分比加在一起，应该接近100%。

食品标签是为了显示包装食品的每一份食用量如何符合每日均衡的饮食需求。例如，对于8千焦的饮食，营养学家建议其中的30%（585卡，65克）应该来自脂肪。下页图中所展示的这种品牌的玉米片每份食用量包含0.5克的脂肪，用0.5除以65，就可以得到每日营养摄入量的百分比为0.77%。在标签上，这个数字被四舍五入为1%。对于脂肪来说，克重的数值比每日摄入量更有参考价值。这是因为不同的饮食需求对脂肪的克重含量要求是千差万别的。

A 品牌的玉米片食品标签

营养成分

每份大小：1 杯（30 克）
每包装份数：10

每份含量

热量：480 焦耳	脂肪热量含量：20 焦耳
	日摄入量百分比 *
脂肪总量：0.5 克	1%
饱和脂肪：0 克	0%
胆固醇：0 毫克	0%
钠：290 毫克	13%
碳水化合物总量：26 克	8%
糖：2 克	
其他碳水化合物：24 克	
蛋白质：2 克	
维生素 A：15%	维生素 C：25%
钙：4%	铁：45%

		8 千焦	10 千焦
脂肪总量	少于	65 克	80 克
饱和脂肪	少于	20 克	25 克
胆固醇	少于	300 毫克	300 毫克
钠	少于	2 400 毫克	2 400 毫克
碳水化合物总量		300 克	375 克
膳食纤维		25 克	30 克

原料：玉米粉，糖，小麦淀粉，盐，红糖糖浆，麦精，玉米糖浆，碳酸钙

　　* 日摄入量百分比是基于每日摄入 8 千焦饮食计算的。你每日摄入的营养量可能更高也可能更低，这取决于你所需要的热量

　　食品标签标明了脂肪的健康摄入量。但在选择这个食品之前，还需要考虑其他一些因素。胆固醇含量是多少？没有

胆固醇，你的身体无法正常运转，但你的身体可以制造它所需要的所有胆固醇。食物如黄油、鸡蛋、肉和贝壳类都含有胆固醇。如果你摄入过多的胆固醇，它就会粘在你血管壁的两侧，从而使血液在血管里的流动速度减慢。很多医生和营养学家都建议：对于健康的饮食而言，每日摄入胆固醇最好不要超过300 毫克。注意，在食品样本中，每份食用量中的胆固醇含量为 0 毫克。这对成为健康食品而言，又多加一分。

继续分析样本食品，检查它的钠和糖的含量。健康的食品通常被认为是那些钠和糖的含量低的食物。注意样本食品中钠的百分比数值很大。由于食用盐的化学名称是氯化钠，也就是说这个食品的含盐量很大。糖的含量很小，每日营养摄入量百分比中虽没有糖，但碳水化合物中有糖。不过在 26 克碳水化合物中，糖也只有 2 克，其他的则是淀粉和膳食纤维。这个食品除了含钠量过高外，可以说是一个健康的选择。但是，在购买之前，你或许可以看看有没有比它含钠量更低的同类产品。

食物原料列在食品标签上，按照质量从大到小前后排列。在这个玉米片的例子中，玉米粉是玉米片中比重最大的原料，而碳酸钙则是最少的。

很多包装食品的标签上写着"低脂肪"或"零脂肪"。现在对所有这些短语有统一的定义。"无"意味着没有或者含量极其微小。"低"则表示少量或原料中该营养含量很低。"淡"是指比正常食品少含 1/3 的热量，或少含 1/2 的脂肪。"弱化的"或者"少量的"指的是比正常的食品少含 1/4 的热量或营养成分。请务必注意标有"淡"的产品是把脂肪含量按质量百分比列出的，而不是按照热量的比例。这让它看起来显得好像更健康似的。

当你研究食品标签的时候，请注意生产这件食品的公司800开头的服务电话。如果你对标签有疑惑，可以拨打800服务热线，会有代表很乐意回答您的提问。

练习题

研究下面2种不同品牌的谷物食品标签并回答问题。

<table>
<tr><th colspan="2">A 品牌的谷物</th><th colspan="2">B 品牌的谷物</th></tr>
<tr><td colspan="2">**营养成分**
每份大小：半杯（127克）
每包装份数：3</td><td colspan="2">**营养成分**
每份大小：半杯（121克）
每包装份数：3.5</td></tr>
<tr><td colspan="2">**每份含量**</td><td colspan="2">**每份含量**</td></tr>
<tr><td colspan="2">热量：400焦耳
　　　脂肪热量含量：20焦耳</td><td colspan="2">热量：80焦耳
　　　脂肪热量含量：20焦耳</td></tr>
<tr><td colspan="2">日摄入量百分比*</td><td colspan="2">日摄入量百分比*</td></tr>
<tr><td>脂肪总量：0.5克</td><td>1%</td><td>脂肪总量：0.5克</td><td>1%</td></tr>
<tr><td>饱和脂肪：0克</td><td>0%</td><td>饱和脂肪：0克</td><td>0%</td></tr>
<tr><td>胆固醇：0毫克</td><td>0%</td><td>胆固醇：0毫克</td><td>0%</td></tr>
<tr><td>钠：430毫克</td><td>18%</td><td>钠：180毫克</td><td>8%</td></tr>
<tr><td>碳水化合物总量：22克</td><td>7%</td><td>碳水化合物总量：17克</td><td>6%</td></tr>
<tr><td colspan="2">膳食纤维：1克</td><td colspan="2">膳食纤维：2克</td></tr>
<tr><td colspan="2">糖：11克</td><td colspan="2">糖：4克</td></tr>
<tr><td colspan="2">蛋白质：2克</td><td colspan="2">蛋白质：2克</td></tr>
<tr><td>维生素A：2%</td><td>维生素C：4%</td><td>维生素A：0%</td><td>维生素C：4%</td></tr>
<tr><td>钙：0%</td><td>铁：0%</td><td>钙：0%</td><td>铁：0%</td></tr>
</table>

* 日摄入量百分比是基于每日摄入8千焦饮食计算的

1. A 和 B 哪一种谷物给你的维生素更多?

2. 如果你的饮食中限制钠的摄入量,你应该吃哪一种谷物?

3. A 和 B 哪一种谷物每份食用量中含糖更多?

小实验 比较不同麦片的营养成分

实验目的

比较不同麦片的营养成分。

你会用到

一支钢笔,一把尺子,一张打印纸,一个剪贴板。

实验步骤

❶ 如下表所示,用钢笔、尺和纸画一张谷物营养成分表。

谷物营养成分表

品牌名称	热量	脂肪热量含量	钠	糖
1.				
2.				
3.				
4.				
5.				
6.				
7.				
8.				
9.				
10.				

❷ 把表放在剪贴板上。

❸ 带着准备好的表格和钢笔,去一家超市,把你常吃的麦片和其他品牌的麦片的营养数据都记录下来。确保每份食用量都是一样的。如果研究的品牌超过 10 个,在麦片营养成分表上再加上表格。

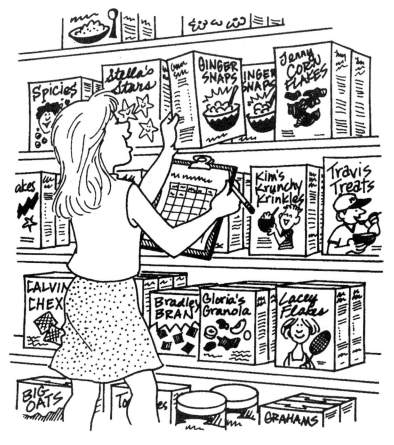

❹ 检查表格,把麦片按照热量的含量从最小排到最大。重复上述步骤,分别按照营养成分中的脂肪、钠和糖的含量,从最小排到最大做成另外一张表格。

不同品牌的麦片营养成分差异大部分都在钠和糖的含量上。

实验揭秘

脂肪、钠和糖让食物尝起来更美味。但对于健康的饮食来说,这些营养成分应尽量少摄入。最健康的麦片是低脂肪、低钠和低糖的。对控制体重的人来说,应该选择低热量的麦片。

练习题参考答案

1. 解题思路

(1) A 谷物包含 2% 的维生素 A 和 4% 的维生素 C。

(2) B 谷物仅仅包含 4% 的维生素 C。

答:A 谷物比 B 谷物包含更多的维生素。

2. 解题思路

(1) A 谷物每份食用量包含 430 毫克钠。

(2) B 谷物每份食用量包含 180 毫克钠。

答:如果饮食中限制钠的摄入量,应该吃 B 谷物。

3. 解题思路

(1) A 谷物的每份食用量中含有 11 克糖。

(2) B 谷物的每份食用量中含有 4 克糖。

答:A 谷物的每份食用量中含糖更多。

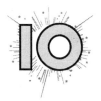 # 如何保持健康的体重

常 识 须 知

　　你的大脑有个叫下丘脑的部位,当身体需要食物时,它会让你感到饥饿。饥饿是身体对食物需求的物理反应。当你闻到烘烤的曲奇饼时,看到正在制作的三明治时,品尝你最爱的食物时,你是否有一种想吃的冲动? 即便你不饿,这些感觉——嗅觉、视觉和味觉——也能触发你对食物的欲望。

　　如果你希望保持体重不增加也不减轻,你一定要保持能量的摄入与输出的平衡。能量输入是从你所吃的食物中来的。能量的输出是基础代谢和活动所需消耗的。基础代谢值是指身体处于休息状态或禁食时所开展的基本功能,如呼吸、让你心脏跳动及生长等身体所消耗能量的数值。基础代谢值高的人比低的人需要摄入更多的能量。活动量大的人同样也需要更多的能量。因此,基础代谢值更高的人和活动量更大的人,需要更多的食物来提供他们所需的能量。

　　人们高矮胖瘦各不相同。评估体重的一种办法是计算体重质量指数(BMI)简称体质指数。它是用体重(千克)除以身高(米)的平方。男孩的平均 BMI 是 22—24;一般来说,体质

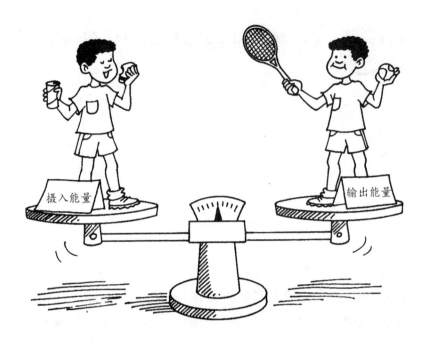

指数超过 30,属于过胖;低于 19,属于偏瘦。对于女孩来说,BMI 均值在 21—23。通常,超过 31 属于肥胖;低于 17 则偏瘦。尽管高的 BMI 值意味着肥胖(超重),但也有例外。例如,搞体育的人 BMI 值会很高,这是因为肌肉的重量增大了,而不是由于脂肪导致的肥胖。

医生也把人划分为 3 种基本的体态:**外胚体型**(细长、苗条的体型)、**中胚体型**(强壮、中等身材体型)和**内胚体型**(身体圆胖、腿短手短体型)。由于健壮的人通常 BMI 值较高,所以中胚体型的人可能比同样身高的外胚体型的人 BMI 值更高。

练习题

1. 运用下列符号完成每一个方程式：

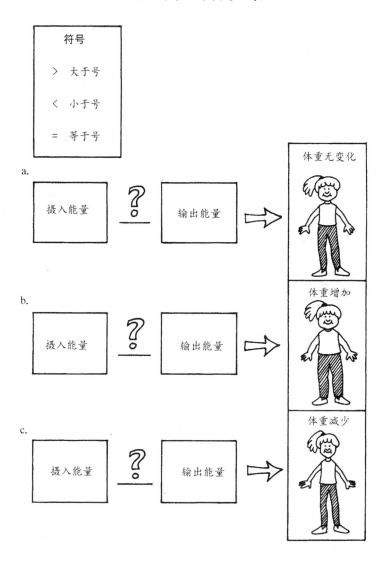

2. 辨认 A、B、C 三幅图中每幅图的身体形态是外胚体型、中胚体型还是内胚体型？

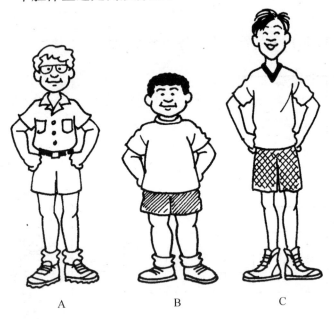

A   B   C

小实验　你超重了吗

实验目的

测算你的体重质量指数（BMI）。

你会用到

一只计算器。

实验步骤

❶ 测出你的体重是多少千克，比如 41 千克。

❷ 测出你身高的米数，比如 1.36 米。

❸ 计算出你身高相当于多少米²，用身高的数值相乘，例如：1.36 米×1.36 米＝1.85 米²。

❹ 用体重除以身高的平方，就可以计算出体重质量指数。例如：41 千克÷1.85 米²＝21.16（BMI）。

实验结果

根据上述例子，计算出来的体重质量指数是 21.16。

实验揭秘

例子中的男孩或女孩体重质量指数是 21.16，处于 50%的中间区域。向医生咨询，看看你的体重质量指数是否是平均值。

练习题参考答案

1a. 解题思路

（1）体重没有变化，那么能量的摄入和消耗一定要相等。

（2）用等于号"＝"完成方程式。

答：因为能量的摄入＝能量的消耗，所以体重没有变化。

1b. 解题思路

（1）体重增加，那么能量的摄入要大于能量的消耗。

（2）用大于号"＞"完成方程式。

答：因为能量的摄入＞能量的消耗，所以体重增加。

1c. 解题思路

（1）体重减少，那么能量的摄入要小于能量的消耗。

（2）用"＜"完成方程式。

答：因为能量的摄入＜能量的消耗，所以体重减轻。

2a. 解题思路

（1）A图显示的是中等身材和强壮的体格。

（2）哪一种体型属于中等身材和强壮的体格？

答：A图是中胚体型。

2b. 解题思路

（1）B图显示的是圆圆的身材，短手短脚。

（2）哪一种体型属于圆圆的体型，短手短脚？

答：B图属于内胚体型。

2c. 解题思路

（1）C图显示的是瘦长、纤细的体型。

（2）哪一种体型属于瘦长、纤细的体型？

答：C图属于外胚体型。

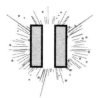

体内食物是怎样消化的

常识须知

消化系统包括不同的身体器官,它们相互合作,把食物变成足够小、能被细胞吸收的粒子。这些小粒子就是食物中的养分。微生物对食物的改变或降解叫**消化**。消化过程包含机械消化与化学消化。**机械消化**是将食物分解成小块的物理过程。**化学消化**是将长长的食物分子链分解成小的结合在一起或单独分子的过程。比如葡萄糖,也叫血糖,就是碳水化合物在消化过程中产生的重要营养成分之一。

消化系统由称为消化道的管状通道构成,沿着消化道分布的是向消化道里分泌**消化液**(消化食物的液体)的各种**器官**(多种组织构成的能行使特定功能的结构单位)。这些器官包括口腔里和口腔附近的唾液腺、小肠附近的胰腺、肝脏和胆囊等。消化道的入口是口腔,消化过程从口腔开始。在口腔里,食物被牙齿机械分解成小块,经过舌头搅拌与唾液腺分泌的唾液混合。**唾液**是口腔内的一种液体,能杀死细菌,有软化和润滑作用,还能部分地消化食物中的淀粉。每天分泌进入口腔的唾液要超过1升呢。

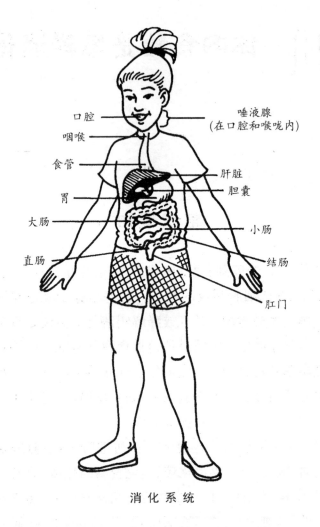

口腔

唾液腺
(在口腔和喉咙内)

咽喉

食管

肝脏

胃

胆囊

大肠

小肠

直肠

结肠

肛门

消 化 系 统

    唾液把食物变成糊,经过舌头搅拌后形成食团,吞咽时,舌头把食团推进咽喉,食团从咽喉进入**食管**(连接咽喉和胃的肌肉管道)。为了确保食团进入咽喉,所有其他通道都会闭合,只留下通往咽喉的入口。口腔后部柔软的顶部叫软腭,吞咽时软腭也会上升,堵住鼻子通往咽喉的开口。叫作会厌软骨的扁平下垂组织会自动盖上通往**气管**(空气通往肺部的管道)的入口。

食团不会从咽喉直接掉入胃里,它被食管的肌肉轻轻挤压着向前推进。因此,即便你倒立也可以进行吞咽(尽管这样不安全,因为食物可能被卡住)。食管肌肉的运动叫**蠕动**(肌肉收缩产生的波动),它能让食物沿着消化系统移动。蠕动过程很像弹珠在橡皮管里的运动:挤压弹珠后面的橡皮管能让弹珠向前运动,食管的挤压也能让食团向前移动。

食团进入**胃**(在食管和小肠之间像口袋一样的一段消化道),在胃里进行搅拌,与胃液混合。胃液含有能将胃和小肠里大部分细菌杀死的**胃酸**(一种化学物质)。搅拌过的食

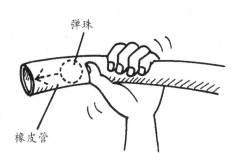

弹珠

橡皮管

物和胃液形成了一种液态食物混合体叫**食糜**。食糜被反复喷射进入**小肠**(胃和大肠之间的一段消化道)。一顿饭过后,胃里的食物需要 2—6 个小时才能全部排空进入小肠。小肠长4—6 米,直径在2.5—4 厘米,全都整齐地盘在下腹部里。

淀粉在口腔中得到了部分消化,蛋白质在胃中得到部分消化。但是你所吃的食物大部分都在小肠里由各种消化液进行化学消化,这些消化液包括肝脏分泌的胆汁、胰腺分泌的胰液等。大分子的脂肪进入小肠时基本没有发生改变,在小肠里,脂肪分子与由肝脏分泌的、暂时储存在胆囊中的胆汁混合。就像洗洁精能分解盘子上的油污一样,胆汁会把脂肪分解成酶能消化的小球。胰液能消化许多碳水化合物、脂肪和

蛋白质剩下的大分子。

经过消化,食物中的水和营养成分大部分会通过小肠壁进入**血液循环**(血液流遍全身)。食糜中的营养成分被吸收后,剩下的是水样混合物,主要是没有被消化的植物物质(纤维)。这些水样混合物进入**大肠**(小肠和肛门之间的一段消化道),在这里,99%左右的水会进入血液循环,剩余的是半固体的食物残渣,叫作粪便。

大肠长 1.5—2 米,直径约是小肠的两倍。大肠类似倒置的马蹄,末端长约 17.5 厘米的一段被称作直肠。直肠末端,通往体外的部分叫肛门。直肠以外的大肠叫结肠。在结肠中,水经过二次吸收后,粪便就会被暂时储存在直肠里,直到通过肛门排出体外。

练习题

1. A、B 哪张图画的是食团在食管中的运动?

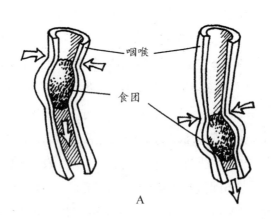

咽喉

食团

A

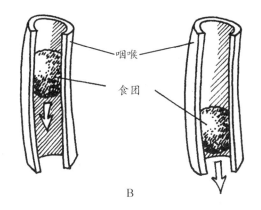

咽喉

食团

B

2. 请将以下行为和最能体现该行为的图画配对：

a. 食团的形成；

b. 食物的化学消化；

c. 食物的机械消化。

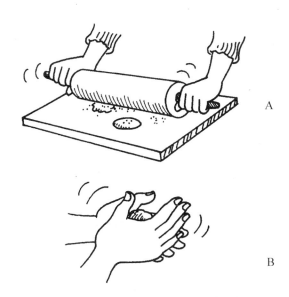

A

B

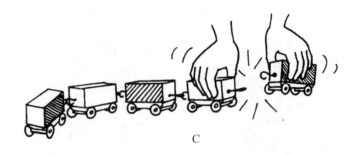

C

小实验 体内脂肪是如何被分解的

实验目的

演示体内脂肪被分解成脂肪小球的过程。

你会用到

一盏台灯,一只平底锅,2 张索引卡,2 只吃麦片的小碗,一些自来水,一把量勺,2 茶匙(10 毫升)食用油,一把调羹,一只计时器,一汤匙(15 毫升)洗洁精。

实验步骤

❶ 用笔在 2 张索引卡上分别标明 A、B。

❷ 往 2 只碗里各倒入半碗水。

❸ 往 2 只碗里各加入一茶匙(5 毫升)食用油。

❹ 将 2 只碗都放到台灯下,分别在碗下垫上一张索引卡,观察碗内的物质。

❺ 用调羹大力搅拌 A 碗。

❻ 然后立即观察 A 碗内的物质,5 分钟后再观察一次。

❼ 往 B 碗里倒入洗洁精。

❽ 用 B 碗重复步骤 5—6。

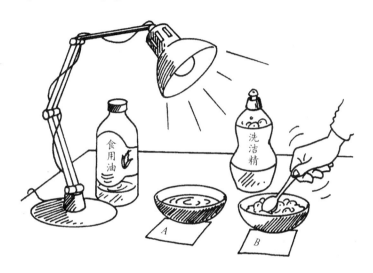

实验结果

　　搅拌前，2 只碗里的油基本都浮在水面上，形成薄薄的一大片。搅拌后，A 碗的油分解成了小油珠，与水混合，但静置一段时间后，油从水中分离出来，在水面形成一片片漂浮的油污。B 碗搅拌后，出现泡沫，油污分解成与水混合的小油珠。静置一段时间后，有些小油珠还是保持和水混合的状态。

实验揭秘

　　搅拌 2 种互相不溶解的液体，例如，油和水，会让一种液体（油）以小（油）珠的形式悬浮在另外一种液体（水）里，生成乳化液。如果液体像 A 碗里的一样分离开来，这种混合液就是临时乳化液。如果加入**乳化剂**（防止乳化液分离的物质），比如洗洁精，乳化液就会像 B 碗中那样不再分离。在人体内,胆汁就是乳化剂,对小肠内的脂肪起到洗洁精对实验中油污相同的作用。胆汁将脂肪分解成小粒,这样就能被叫作脂肪酶的消化酶消化掉了。

练习题参考答案

1. 解题思路

（1）蠕动,即食管肌肉的挤压,会推动食团向前。

（2）哪张图表明食团被挤压在食管内?

答：A 图代表了食团在食管中的运动。

2a. 解题思路

（1）食团是舌头搅拌形成的食物球。

（2）哪张图显示了一个球形体的形成?

答：B 图体现了食团的形成。

2b. 解题思路

（1）化学消化是将长长的食物分子链分解。

（2）哪张图显示了连接在一起的一个链条在分解?

答：C 图体现了食物的化学消化。

2c. 解题思路

（1）机械消化是食物的物理分解。

（2）哪张图显示了物体被分解成小块?

答：A 图体现了食物的机械消化。

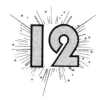

12 为什么食物的味道会不同

常识须知

　　站在镜子前,观察你的舌头。你会看到舌头表面有许多小的红色凸起,这些小突起叫作**舌乳头**,里面有许多**味蕾**(长

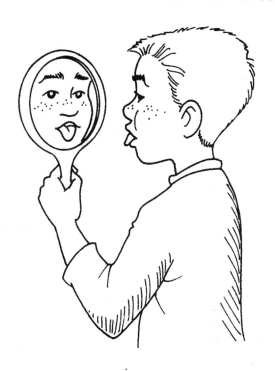

在舌头、上腭和口腔后部负责感受味道的一组组细胞）。每个味蕾都是由许多像橘子瓣一样聚在一起的一组细胞构成的。这组细胞顶部的开孔叫**味孔**。液体就是从味孔进入的。味蕾的每一个细胞都和神经相连，**神经**是用来向大脑和**脊髓**（从大脑延伸出来、在后背一直向下生长的神经束）传递信息的成束细胞，和味蕾细胞相连的神经将味觉信息传递给大脑。

你要观察的第 2 件事是舌头是湿润的，这都是因为有唾液。只有溶解在唾液里，食物中的化学物质才能被味蕾品尝到。假如你的舌头是干燥的，食物就不能变湿润，那你就无法尝出味道。不信你试试用纸巾轻拍舌头，把舌头弄干。然后找个助手在你舌头干燥的地方撒几粒糖，只要你的舌头和糖都保持干燥，你就尝不出糖的味道。

你的味蕾大部分分布在你的舌尖、舌头两侧和舌根。味蕾能品尝出 4 种主要味道：酸、甜、苦、咸。尽管每个味蕾都能判断不止一种味道，但是对 4 种主要味道，它们都有自己拿手的一种。擅长品尝不同味道的味蕾生长在舌头不同的区域。

舌尖最擅长品尝甜味，舌尖和接近舌尖的两侧最擅长品尝咸味，舌头两侧最擅长品尝酸味，舌根最擅长品尝苦味。掌管不同味道的味蕾分布在舌头的不同区域，但是这些区域有很大的重叠性，不同的人也会有较大的不同。你吃的大部分食物味道是酸、甜、苦、咸的混合体。

我们认为的许多味道实际是鼻子闻起来的气味。尽管告诉大脑关于食物气味和味道的信息不同，可大脑还真就把这2 种信息混在一起了！你吃的草莓冰淇凌不仅尝起来甜，而且还有草莓的味道。草莓口味实际和气味有关，与味蕾可没什么关系。不信下次你得感冒、鼻子不通的时候，你就会发现食物吃起来不香甜了。

你的舌头对触觉、冷、热和疼痛也很敏感。食物潮湿还是干燥,光滑还是毛糙,冷还是热,都会对食物的味道有影响。有人喜欢绵软的苹果,有人喜欢脆的苹果;有人喜欢滑溜的果酱,有人喜欢带果块的果酱;有人觉得土豆泥里有马铃薯(土豆)块没有全马铃薯泥好吃。

同时,你对食物酸、甜、苦、咸的判断还和温度有关。温度在 22—40℃之间味道尝起来最浓郁。甜和酸在这个范围的中间到最高值,更容易被尝出,咸和苦在这个范围的中间到最低值,更容易被尝出。极热或极冷的食物,人们较难尝出它们的味道。

练习题

1. 图中舌头的哪个位置对甜味最敏感?

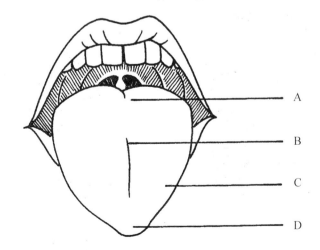

2. 谁能尝出苹果汁中的苹果味?

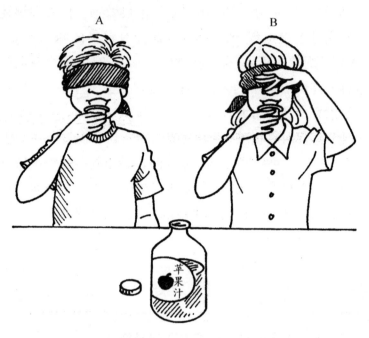

3. 研究下图,哪个食物放到你舌头上会是第一个刺激到甜味味蕾的?

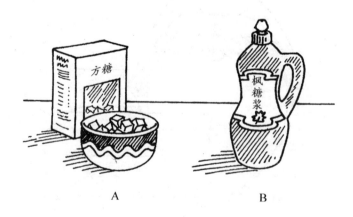

小实验　食物的温度会影响甜度吗

实验目的

看看温度对食物甜度的影响。

你会用到

一支记号笔,3 只容量约 150 毫升的纸杯,一些饮用水,2 大汤匙(30 毫升)食糖,一把调羹,一只计时器,一台冰箱。

实验步骤

❶ 用记号笔给纸杯分别做标记:A、B、C。

❷ 将 A 杯和 B 杯装满凉水。B 杯加入一大汤匙(15 毫升)糖,搅拌直到糖全部溶解。

❸ 把 B 杯放到冰箱的冷藏室里,A 杯放在室温下。

❹ 30 分钟后,把 C 杯装满温水。温水要暖,但不要热到无法饮用。杯中加入一大汤匙(15 毫升)糖,搅拌直到糖全部溶解。

❺ 把 B 杯从冰箱的冷藏室中拿出。

❻ 从 B 杯里喝一点冷糖水,在口中漱一下,以便能尝到糖的味道。记住冷糖水的甜度。

❼ 用 A 杯里的水漱口,洗掉口里的糖分。

❽ 重复步骤 6—7,这次使用 C 杯里的温糖水。

❾ 为了核定你的实验结果,请改变品尝液体的顺序,重复步骤 6—8 一次或多次。

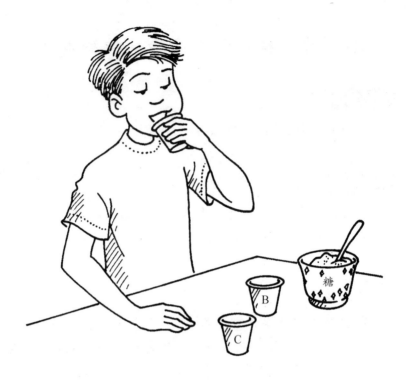

C 杯里的温糖水比 B 杯里的冷糖水尝起来更甜。

品尝味道的味蕾对低温食品不那么敏感。寒冷的食品，比如本实验中的冷糖水，和温度较高环境中的同样食品比较，得加入更多糖，你尝起来才会有甜味。因此常温下的冰淇淋和汽水也比冰镇后尝起来更甜。

练习题参考答案

1. 解题思路

对甜味敏感的味蕾在舌尖上。

答：图中的 D 区是舌头对甜味最敏感的位置。

2. 解题思路

(1) 判断除了酸、甜、苦、咸之外的口味,要依靠食物的气味。

(2) B 儿童捏着鼻子,所以闻不到果汁的气味。

(3) A 儿童能闻到果汁的气味。

答：A 儿童能从味道和气味上尝出苹果汁中的苹果味。

3. 解题思路

(1) 干燥食物要先被唾液溶解,液体进入味孔后,才能尝出味道。

(2) 方糖首先要被唾液溶解,你才能品尝到。

(3) 液体糖浆能进入味孔,与唾液混合之前就能被品尝到味道。

答：B 食品——枫糖浆放到你舌头上,会是第一个刺激到甜味蕾的食物。

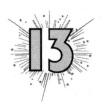

13 冰怎样影响食物

常识须知

一杯水含有千百万个叫作分子的微小粒子,构成分子的是原子。水分子是 2 个氢(H)原子连接一个氧(O)原子构成的,分子式为 H_2O。水分子是**极性分子**(分子的一端带正电,另一端带负电)。由于原子的中心是**质子**(带正电),质子周围围绕着等量的**电子**(带负电),因此原子为**中性**(不带电)。得到或失去电子都会打破这种平衡:失去电子会造成原子带正电过多,得到电子会造成原子带负电过多。在水分子中,氢原子一端的电子被拉向氧原子这一端,因此氢原子一端带正电,氧原子一端带负电。

水分子带电,所以会**吸引**(往自己身边拉动)包括别的水

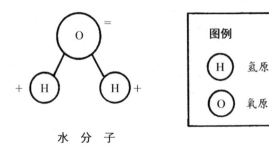

水 分 子

分子在内的其他带电粒子,所以,如上页图中所示,水分子之间会互相吸引。正、负电荷互相吸引,水分子带正电的氢原子一端吸引第2个水分子带负电的氧原子一端,形成一个叫**氢键**的键。第2个水分子的氢又会吸引第3个水分子的氧,依次类推,构成一组水分子。液态水每组通常含有4—8个水分子。水分子之间的氢键非常柔韧,可以让一组的分子全都挤在一起。

　　水结冰后,水分子结合在一个不能弯曲的六边形蜂窝结构里。每个蜂窝结构是一个**单胞**——**结晶体**(原子以特定几何形状排列的固体)的最基本组成部分。冰的单胞连在一起,形成了冰晶。单胞越多,冰晶越大。小冰晶会连在一起形成

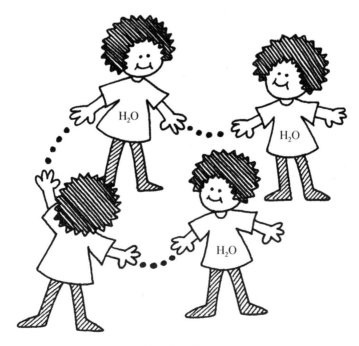

液 态 水

更大的冰晶。

　　冰晶中的水分子不能自由移动,分子间的空隙比液态水更大。所以,冰里水分子比等量液态水分子所占的空间更大。

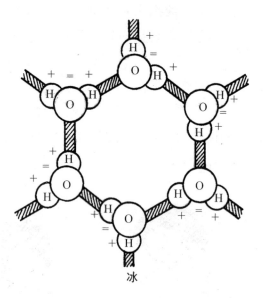

冰

　　例如,生菜和苹果这样的食物细胞里含有大量的水分,冷冻后,细胞里结冰的水分扩张会挤破细胞壁,所以融化后,生菜和苹果就不再脆嫩了。

　　其余的食物,例如,冰淇淋,很需要微小的冰晶。这些小冰晶让冰淇淋有硬度,又不会太过坚硬。冰淇淋里的其他分子,比如,糖分子和牛奶分子,能帮助隔绝冰晶,以免冰晶结合、膨胀。其他控制冰晶变大的办法是在做冰淇淋的时候不断搅动混合好的原材料,打碎冰晶,同时搅入空气,空气也能在冰晶之间起到隔离的作用。

练习题

1. A、B两图代表同一种食物细胞,哪张图画的是冷冻后的食物细胞?

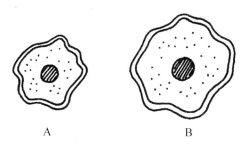

A   B

2. A 、B两图,哪个代表冰淇淋——一种水、牛奶、糖和空气的冷冻混合体?

注意: 分子大小没按照比例画。

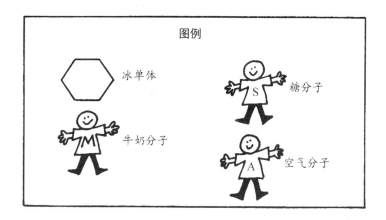

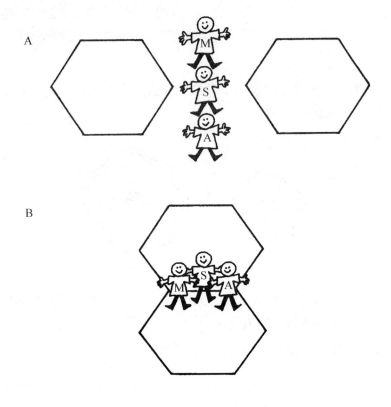

A

B

小实验　冰棒与冰块

实验目的

研究为什么冰棒比冰软?

你会用到

　　一只容量为 1 升的广口瓶,一些饮用水,一只容量为 2 升的水罐,一包容量约4克不加糖的调味混合饮料粉,1.5 杯(375毫升)砂糖,一把调羹,2 只容量为 90 毫升的纸杯,一只盘子,

2 根雪糕棒，一台冰箱。

实验步骤

❶ 往水罐中倒入 1 升水。

❷ 加入饮料粉和糖，搅拌。

❸ 把纸杯放到盘子上。

❹ 往一只杯里加满调好的饮料，另外一只杯里加满饮用水。

❺ 往每只杯子里放一根雪糕棒。

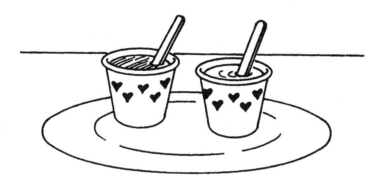

❻ 将盘子及杯子放到冰箱的冷冻室里。

❼ 第 2 天，从冰箱的冷冻室里取出盘子。

❽ 把包裹在冷冻液体外面的 2 只纸杯撕掉。

❾ 拿起雪糕棒，小心翼翼地咬一下冰棒（冷冻的饮料），再咬一下冰（冷冻的水）。

提示：稍后可用调好的剩余饮料，再做些冰棒自己吃或与朋友分享。

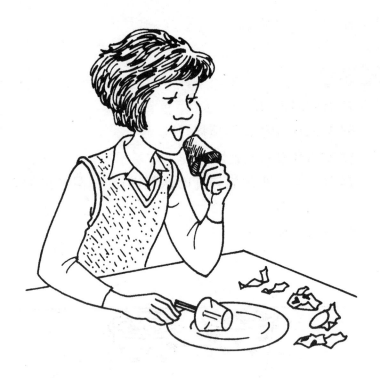

实验结果

　　液体饮料和液态水都变成了固体,但是冷冻的饮料没有冷冻的水那么坚硬。比起冰,冰棒更容易咬下去。

实验揭秘

　　2种液体中的水分子都结合成了单胞,单胞连在一起形成冰晶。在冷冻饮料里,有些地方的冰晶被糖分子和饮料粉里的其他成分隔离开了,所以冰棒中的冰晶比冷冻水里的更小。冰晶小,所以冰棒软和、易咬。冷冻的水里较大的固体冰晶则十分坚硬。

练习题参考答案

1. 解题思路

(1) 液态水的水分子之间的连接比冷冻水的水分子之间更柔韧。

(2) 液态水分子可以挤在一起,所占据的空间比冷冻的水分子小。

(3) 内部有冷冻水的食物细胞会膨胀,可能会碎裂。

(4) 哪张图画的是膨胀的食物细胞?

答: B 图画的是冷冻后的食物细胞。

2. 解题思路

(1) 水结冰,形成冰单胞。

(2) 冰单胞被冰淇淋里的其他分子隔离开来。

(3) 哪张图画的是被分隔开来的冰晶单胞?

答: A 图代表的是水、牛奶、糖和空气的冷冻混合体——冰淇淋。

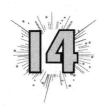

14 甜食中的甜味剂

常识须知

糖是尝起来有甜味、含有热量的碳水化合物。糖有的来自天然，例如蜂蜜，从史前开始就一直是人们饮食的一部分。**精炼糖**（提炼过的没有杂质的糖）进入人们的饮食，只是后来

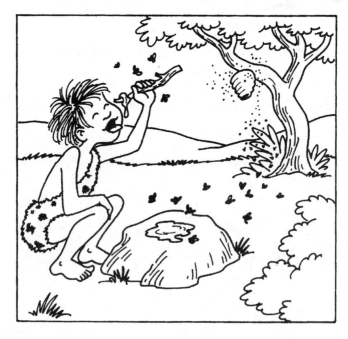

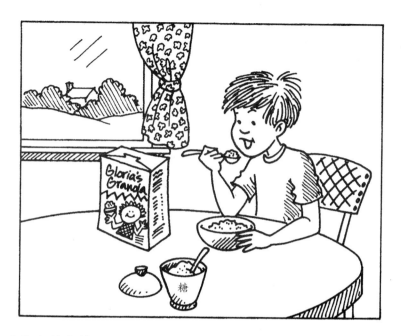

才发生的事情。

蔗糖通常被称为食糖或砂糖,最早是从甘蔗中提取的。甘蔗是一种极为高大的草本植物。18世纪,在人们发现甜菜(现在称为糖用甜菜)也能提取蔗糖之前,甘蔗是主要的蔗糖来源。今天,甘蔗和糖用甜菜已经共同构成了蔗糖的主要来源。

果糖是水果和蜂蜜中含有的糖,是最甜的**天然甜味剂**(自然中存在的)。可是,果糖的甜度取决于和果糖混合的食物。果糖在柠檬汽水里尝起来更甜,但还不如在饼干和蛋糕中那么甜。大部分营养学家都同意,如果用果糖代替蔗糖,那么营养成分上不会产生任何不同。事实上,因为儿童消化系统可能有利于蜂蜜中存在的细菌生长,所以小于1岁的幼童不应该吃蜂蜜。

玉米糖浆是另外一种常见的天然甜味剂,由玉米淀粉做成。淀粉加入酵母后,分解成糖——大部分为果糖和葡萄糖。看看不同食品包装上的原料表,你可能就会发现上面列有玉米糖浆,这可能是因为玉米糖浆的生产成本极为低廉。

糖含有热量,能提供能量。但人们常说糖含有的热量是"单纯热量",因为它几乎不含任何有利于健康的必需营养。如果你的饮食结构中有大量的糖果、蛋糕、馅饼、软饮料和其他含糖食品,那么你在还没有摄入人体所需的足够营养之前,很快就已经摄足一天所需的热量了。

糖和其他碳水化合物由口腔中的正常菌转化成能和**牙釉质**(牙齿表面坚硬的保护层)发生化学反应的酸,这种酸能溶解牙釉质。牙釉质的腐蚀被称为**龋齿**或蛀齿。生成的酸和你牙齿接触的时间越长,龋齿产生的可能性越大。良好的口腔卫生习惯,例如,饭后刷牙,并使用牙线清理,已经被证明能有助于减少龋齿的发生。直接和牙齿接触的水中含有**氟化物**(一种矿物质),牙膏,漱口水,都能加强牙釉质的抗酸能力。这是另外一种减少龋齿的办法。

为了满足自己吃甜食的欲望,同时不增加单纯热量的摄入或引发龋齿,许多人会使用人工(人造)甜味剂。有一种人工甜味剂叫**糖精**,售卖时取的商标名称叫"低热糖"。糖精是**合成的**(非天然的;由几种化学物质混合而成的),糖精没往你的食物里添加任何营养,也不会增加热量,可是所有糖精产品必须要带一个警示标签,注明该产品已经被发现能导致实验室动物患上癌症,但是到目前为止,还没有人体试验证明糖精与膀胱癌有关。

另外一种不含热量的人工甜味剂是**阿斯巴甜**(通常被称

为甜味素或蛋白质糖）。阿斯巴甜由 2 种氨基酸：天（门）冬氨酸和苯基丙氨酸混合而成。有些人害怕人工甜味剂可能在某个方面对身体造成危害。患有苯丙酮酸尿症（PKU）的人不能代谢甜味素中的苯基丙氨酸，所以阿斯巴甜据说会对此类患者造成不利影响。其他人可能会对阿斯巴甜敏感，因此需要控制摄入量。美国食品药品监督管理局已经将可接受的阿斯巴甜日摄入量定为每千克体重为 51 毫克。

练习题

1. 下面哪张图画的是人工甜味剂？

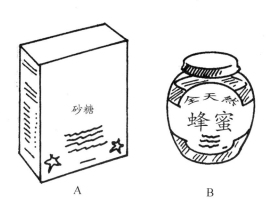

A   B

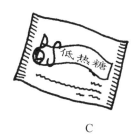

C

2. A、B、C 哪种甜味剂是从下图的植物中提取的？

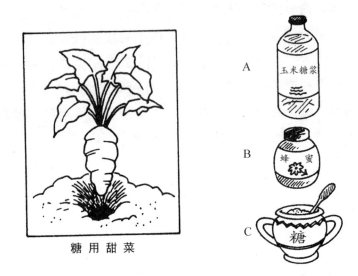

糖 用 甜 菜

A 玉米糖浆

B 蜂 蜜

C 糖

小实验　没那么甜

实验目的

比较天然甜味剂和人工甜味剂的甜度有什么区别。

你会用到

一支记号笔，一只纸盘，一包阿斯巴甜，一包低热糖，一包（或者一茶匙，即 5 毫升）食糖，一只茶杯或玻璃杯，一些饮用水，3 根棉签，一只眼罩，一只塑料密封袋，一名助手。

实验步骤

注意：只有确定实验用品不含有毒化学品或材料，才能品尝。

❶ 用记号笔把盘子分为 3 等份。分别标上：阿斯巴甜、低热糖、食糖。

❷ 打开 2 包人工甜味剂和一包食糖的包装，分别倒入盘子的对应区域。

❸ 将杯子倒满水，蘸湿棉签，盘中每种甜味剂上放一根湿棉签。

❹ 请助手戴上眼罩。

❺ 递给助手一根棉签。让他/她把棉签放入口中，品尝甜味剂，记住甜度。然后把用过的棉签放到塑料袋里。

❻ 给助手喝点水，漱口。

❼ 重复步骤 5—6，请助手依次品尝剩下的 2 种甜味剂，并比较每种甜味剂的甜度有什么区别。最后把装有用过的棉签的袋子丢入垃圾筒。

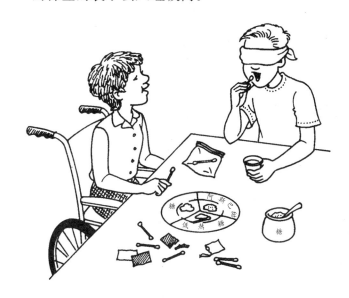

低热糖的甜度最高,食糖的甜度最低。

实验揭秘

低热糖是糖精,一种比蔗糖甜 300 倍的化学物质。阿斯巴甜(商品名称叫蛋白质糖的化学品)比蔗糖甜 200 倍。

练习题参考答案

1. 解题思路

(1) 人工甜味剂是合成的,由化学产品混合而成,不是天然产品。

(2) 砂糖是从甘蔗或糖用甜菜中提取的天然甜味剂。

(3) 蜂蜜是蜜蜂酿出的天然甜味剂。

(4) 低热糖是化学产品。

答:C 图画的是人工甜味剂。

2. 解题思路

(1) 玉米糖浆是用玉米淀粉做的。

(2) 蜂蜜是蜜蜂酿造的。

(3) 蔗糖是从糖用甜菜中提取的。

(4) 蔗糖的常用名是食糖。

答:C 食品甜味剂——食糖是从糖用甜菜中提取的。

15 盐在人体中的作用

常识须知

盐通常指食盐，即氯化钠。这种矿物盐溶解于人体体液后，分解成2个离子：一个带正电的钠离子，一个带负电的氯离子。体液中的离子叫电解质。因此，溶解在体液中的盐形成了电解质钠和氯。氯对身体很重要，但人们谈论钠多一些，因为钠与高血压有联系。钠不会导致高血压，但对有遗传高血压倾向的人的确会加大患病风险。如果你的近亲患有高血压，你就有患上这种疾病的可能。

钠主要由小肠吸收，从小肠进入血液循环，到达身体各个部位。你身体大约40%的钠储存在骨头里，50%在血液中循环，10%在细胞里。你血液中钠的**浓度**（对于物质紧密度的衡量）过低，**肾脏**（过滤血液中的废物，产生尿液的器官）就会调节尿液生产量和尿液中钠的含量进行应对。尿液生产量增大会导致你从血液中丧失更多的水分，血液中的钠离子浓度就会增大。尿液中钠含量降低，可以让血液中的钠离子浓度增大。相反，尿液中的钠含量增大，血液中的钠离子浓度就会减小。如果肾脏解决不了出现的问题，信息就会传导给大脑，大脑向你发出指令进行应对。血液中盐分过多的话，你会突然感到干渴，如果缺盐，你就会特别想吃有咸味的食品。

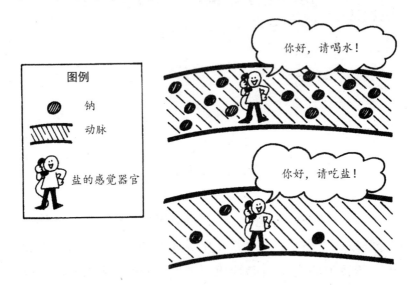

盐为饮食带来的钠最多。其他食品，比如发酵粉等也含有盐。少量的钠是健康必需的，但是美国学龄儿童平均每天食用的钠多达 3 000—4 000 毫克。虽然钠没有推荐的日摄食量，但是科学家们普遍认为最低量应为大约每天 500 毫克，最高大约每天 2 400 毫克（2/3 茶匙的盐能提供最低摄食量，1 茶匙盐能提供最高摄食量）。许多钠来自你从盐瓶中倒在你食物上的盐，但是烹调食物的时候也有大量食盐加入。如果你知道许多麦片比等量的炸薯片含有更多的钠，你可能会吃惊不小。这并不是说你应该停止食用麦片，而是要意识到没有咸味的食品里面可能也含有盐，这非常重要。如果你想知道自己吃了多少盐，可以阅读食物包装上的营养成分标签。

　　用盐烹调的食物没有等量盐撒在烹调好的食物上味道咸。这是因为舌头接触到撒在食物上的盐会立即向你的大脑发出信号说食物是咸的。如果烹调时不加盐，之后再撒盐，就会既满足了你的味蕾，又少用了盐。

练习题

1. 如果吃等量的盐，A 和 B 哪种用盐法做出的食物更咸？

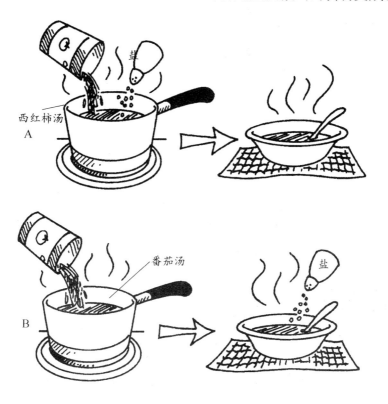

2. 仔细观察下页 2 份代表血液样本的图片，回答问题：

    a. A 和 B，哪张图代表钠离子的浓度更高？

    b. A 和 B，哪张图代表可能让你想吃咸味食品的钠离子浓度？

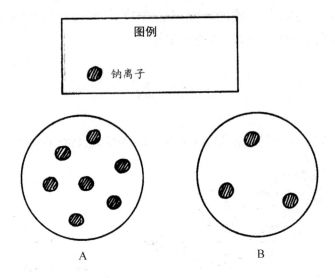

图例

钠离子

A   B

小实验　打蔫的生菜

实验目的

看看盐对细胞中的水分有什么影响。

你会用到

一卷遮盖胶带或 2 个标签,一支笔,一杯(250 毫升)饮用水,2 只小碗,一大汤匙(15 毫升)食盐,一把调羹,2 片大的生菜叶,一只计时器。

实验步骤

❶ 用胶带和笔做标签 A、B,分别贴在 2 只碗上。

❷ 往 2 只碗中分别倒入半碗饮用水。

❸ 将盐倒入 A 碗中，搅拌。

❹ 往每只碗里放一片生菜叶。

❺ 半小时后，依次拿起 2 片生菜叶，比较它们在紧实度上有什么不同。

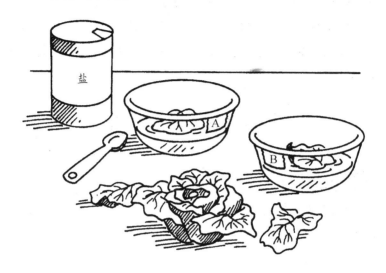

实验结果

泡在 A 碗盐水中的生菜摸起来非常萎蔫。泡在 B 碗中的生菜还很脆嫩。

实验揭秘

细胞中的水分是生菜脆嫩的原因。生菜细胞和你体内的细胞一样，都包裹着一层选择性渗透膜，形成一道屏障，只允许部分，而非全部物质通过。盐的浓度影响了水分子通过细胞膜进出。在细胞膜内、外的水，浓度高的一边朝着浓度低的一边渗透。水里加入盐，水的浓度降低，水透过细胞膜从生菜细胞渗透到盛盐水的碗中,结果生菜开始枯萎(打蔫)。盐里的钠离子对血液和其他体液都必不可少,如果饮食中摄入过多的盐,水就会从你的体细胞渗透到细胞周围组织,导致脱水的体细胞不能正常工作。但是你的身体会及时做出努力以应对出现的问题。一个对策就是让你感到干渴,限制水分从你体内流失的数量,这样会减少你口腔中唾沫的分泌,让你更加干渴难耐。

练习题参考答案

1. 解题思路

烹调时加盐的食物没有等量盐撒在烹调好的食物上味道咸。

答: B 用盐法烹调出的食物尝起来更咸。

2a. 解题思路

(1)浓度是对物质紧密度的衡量。

(2)在同等数量血液中,钠离子越多,浓度越高。

(3)哪张图片里钠离子更多?

答: A 图代表钠离子浓度更高。

2b. 解题思路

(1)想吃盐是对血液中的低钠离子浓度做出的反应。

(2)哪张图的钠离子浓度低?

答: B 图代表让你想吃咸味食品的钠离子浓度。

16 五颜六色的食用色素

常识须知

食品加工厂制作的食物,不仅味道鲜美而且外观漂亮。为了达到这个效果,除了添加家庭烹调中使用的包括盐在内的天然调味品、香草、佐料之外,还添加了人工香料和人工**着色剂**(染色材料)提升味道,改善外观。

美国食品药品监督管理局批准了大约33种不同的着色添加剂,其中大部分都是天然色素。然而,添加到食品里的天然着色剂不像人工色素那样成本低,也不够稳定,因此,大部分食品加工厂都会使用人工色素。我国列入卫生使用标准的人工色素有8种:胭脂红、苋菜红、赤藓红、柠檬黄、日落黄、新红、靛蓝、亮蓝。常用的天然色素有甜菜(红色)、焦糖(褐色)、胡萝卜素(橙黄色)和姜黄根(黄色)。

虽然人工色素在美国食品药品监督管理局的基本安全名单上,但是如果大量摄入或一旦食用者对人工色素过敏,仍然可能导致问题。比如最广泛使用的人工色素之一——柠檬黄,对这种色素极度敏感的人吃了之后会突发**荨麻疹**(部分皮肤极度瘙痒)并造成呼吸困难。美国食品药品监督管理局要求使用柠檬黄的食品必须在标签上说明。我们还要注意的是有些人对天然食用色素也会过敏。

食品的天然颜色是因为含有**色素**（赋予物质颜色的天然物质）。**花黄素**是某些蔬菜中的白色色素，比如，花椰菜、土豆、大米和面粉等。**胡萝卜素**是亮黄色和橙色色素，红薯、胡萝卜、杏子等蔬菜和水果的亮丽颜色就得益于胡萝卜素。胡萝卜素还被用来为黄油、人造黄油、黄油味酥油和蛋糕混合粉等食品着色。**β-胡萝卜素**是最有名的胡萝卜素，除了能将食物染上亮黄色，还能被人体转换成维生素 A，这就是食品标签上在 β-胡萝卜素后面括号里写上"维生素 A 原"字样的原因。**花青素**是大量存在于如苹果、葡萄、蓝莓、紫色卷心菜和甜菜等水果和蔬菜里的红色、紫色和蓝色色素。

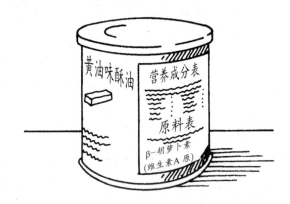

在一种植物中虽然某种色素可能占主要地位，但也可能还有其他色素存在，西兰花、菠菜就是如此。因为这些植物有叶绿素，所以呈绿色，但它们同时还含有胡萝卜素。这类食物经过一段时间会变黄，就是因为流失了能掩盖黄色胡萝卜素的绿色叶绿素（色素发生化学变化，没有新的同类色素代替，色素就会流失）。落叶的鲜艳色彩就是叶绿素流失造成的，原来的叶绿素掩盖了比如黄色胡萝卜素的其他色素。红色的花青素会在秋天生成。

练习题

1. 仔细阅读下图谷类食品包装盒上的着色成分。一个对柠檬黄敏感的人食用这盒谷物是否安全?

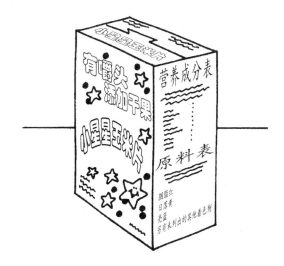

2. 哪种食品含有天然色素添加剂?

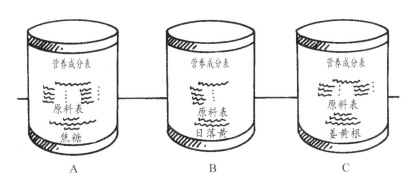

A   B   C

小实验　食品着色剂

从植物中提取色素给布料染色。

6—8 张报纸,一件白色棉质 T 恤,一张波纹纸板(T 恤大小),一支铅笔,食物样本:4—6 根菠菜叶,2—3 片甜菜,4—6 颗蓝莓,一张蜡纸,一块柠檬大小的石头。

❶ 将报纸对折,塞进 T 恤里。

❷ 将 T 恤放到纸板上,正面朝上。

❸ 用铅笔在 T 恤上画一个图案,比如带叶子的花朵。

❹ 把菠菜摆到画好的叶子上,盖一张蜡纸。

❺ 用石头捣烂菠菜叶,让菠菜的色素染到 T 恤上。

注意:另一只手要远离菠菜,以免砸到手指。

❻ 取走蜡纸和捣烂的菠菜。

❼ 重复步骤 4—6,把叶子染深些或者染其他叶子。

❽ 重复步骤 4—7,用其他食物给花朵染色。

❾ 画出的图案全部着色后,把 T 恤晾干。

注意:T 恤用冷水手洗可以帮助保持颜色。

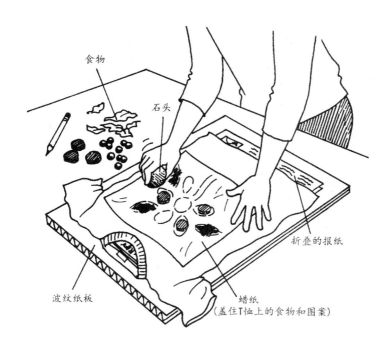

食物

石头

折叠的报纸

波纹纸板

蜡纸
（盖住T恤上的食物和图案）

实验结果

用食物色素制作出了彩色图案。

实验揭秘

捣碎食物后，里面的色素会流出来。色素沾到白布纤维上，会使 T 恤染上颜色。

练习题参考答案

1. 解题思路

食品中含有柠檬黄，必须在包装上的原料表中列出，所以

"另有未列出的其他着色剂"不包括柠檬黄。

答：原料表上没有柠檬黄，所以对柠檬黄过敏的人吃这种谷物是安全的。

2. 解题思路

（1）3 种着色添加剂是焦糖、日落黄和姜黄根。

（2）哪种添加剂是天然产品？

焦糖和姜黄根。

答：食品 A 和 C 含有天然着色剂。

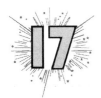# 17 食品的酸性与碱性

常识须知

你知道吗？酸和碱是我们每天饮食必不可少的一部分。如果你早饭吃蛋白的话就吃了碱，如果喝橙汁，就吃了酸。我们吃的大部分食物都属于酸性，但也有些常吃的食物是碱性或**中性**（既非酸性也非碱性）。pH值可以衡量和比较食物的酸碱含量。pH值的范围在0—14，pH等于7是中性物质，pH小于7是酸性物质，大于7是碱性物质。

酸和碱是对立的。若将酸碱混合生成2种中性物质——盐和水，所以叫**中和反应**。如果食物是酸性，我们可以加入碱以降低或消除它的酸性。反过来也是一样。

因为含有酸所以柑橘类水果、泡菜等具有酸味。食物的pH值越低，味道越酸；pH值越高，碱性越强，味道也越苦。酸性或碱性食物的pH值接近中性的话，味道不会特别酸也不会特别苦。中性食物则既不酸也不苦。

练习题

利用下页的pH表回答问题。

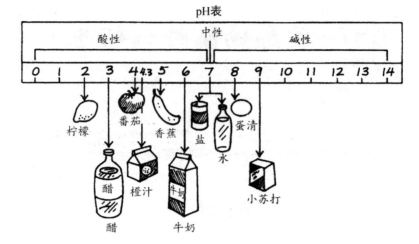

pH表

1. 橙汁、蛋清、柠檬、番茄和醋——哪个是酸性？

2. A、B、C 三幅图，哪幅图代表中和反应？

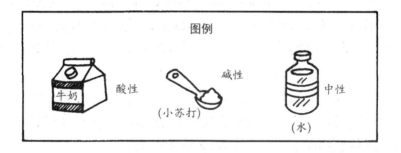

图例

牛奶 酸性　(小苏打) 碱性　(水) 中性

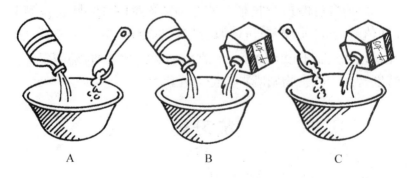

A　　　　B　　　　C

小实验　如何检验食物的酸碱特性

实验目的

检验不同食物的酸碱特性。

你会用到

一杯（250 毫升）花青素试剂，一杯（250 毫升）蒸馏水，一只容量为 1 升的广口瓶，一把调羹，5 只婴儿奶瓶大小的带盖广口瓶，一卷遮盖胶带，一支笔，食物样本：柠檬、番茄各一片，醋、小苏打各半茶匙（2.5 毫升）。

实验步骤

❶ 在大广口瓶里把花青素试剂和水混合，用调羹搅拌。

❷ 将混合后的液体分别倒入 5 只小瓶。

❸ 用胶带和笔做标签如下：1. 柠檬；2. 番茄；3. 醋；
　 4. 小苏打；5. 对照组。分别贴在 5 只瓶子上。

❹ 把食物样本分别放入对应的 1—4 瓶中。

❺ 盖上瓶盖，轻轻摇晃。

❻ 比较每只瓶中液体的颜色与瓶 5——控制组有什么不同。

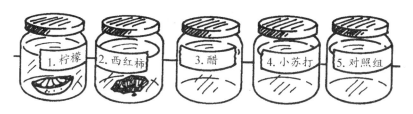

下表列出了添加食物前后的液体颜色对比情况。

花青素试剂测试结果表

广口瓶	食物样本	加食物前的颜色	加食物后的颜色
1	柠檬	紫色	红色
2	番茄	紫色	红色
3	醋	紫色	红色
4	小苏打	紫色	蓝绿色
5	对照组	紫色	紫色

实验揭秘

花青素是紫色卷心菜里的紫色色素。另外,还有红色和蓝色的花青素,存在于例如葡萄和蓝莓这样的食物里。花青素是一种试剂,也就是说,它遇到酸或碱会变色。紫色卷心菜里的紫色花青素遇到酸会变成粉色或红色,遇到碱会变成蓝色或绿色。因此花青素试剂和水的混合物变色情况说明柠檬、番茄和醋是酸性,而小苏打是碱性。对照组液体的颜色是用来和其他瓶比较,以方便对比颜色的变化。

练习题参考答案

1. 解题思路

（1）酸的 pH 值小于 7。

(2) 每种食物的 pH 值各是多少？

柠檬汁：pH4.3；蛋清：pH8；柠檬：pH2；番茄：pH4；

醋：pH3。

(3) 有几种食物的 pH 值小于 7？

答：5 种食物中有柠檬汁、柠檬、番茄、醋这 4 种食物是酸性，其 pH 小于 7。

2. 解题思路

(1) 酸和碱混合，会发生中和反应。

(2) 哪种食物是酸性？

牛奶。

(3) 哪种食物是碱性？

小苏打。

(4) 哪张图代表牛奶与小苏打的混合物？

答：C 图代表中和反应。

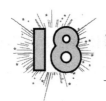

面包为什么会松软
——发酵和膨松剂

常识须知

　　发酵是气体让面团和面糊膨胀的过程。面团和面糊是面粉与液体的混合物。面团可以做成各种形状,面糊能倾倒出来。**发酵气体**[发酵(充气)烘焙食品,让食品变得轻盈/松软的气体]有 3 种:二氧化碳、空气和蒸汽。二氧化碳是最经常使用的发酵气体。释放发酵气体的物质叫作**膨松剂**。小苏打、发酵粉、酵母都是膨松剂,它们和液体混合后的产物之一就是二氧化碳。

　　小苏打的化学名称叫碳酸氢钠,与酸液(例如酸奶、糖浆)混合后,能产生二氧化碳。

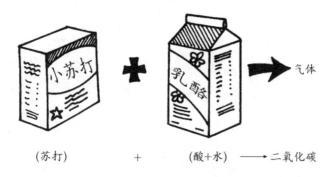

　　(苏打)　　　　+　　　　(酸+水)　——→ 二氧化碳

发酵粉是小苏打、某种干酸粉和玉米淀粉组成的混合物。双重活性发酵粉是最常见的膨松剂。**双重活性**是指湿润后发生一次反应,加热后再发生一次反应。发酵粉中加入玉米淀粉是为了吸收空气中的水分,避免小苏打和干酸受潮(盐瓶中加入大米也是为了避免盐受潮)。液体(例如水)混入发酵粉后,发酵粉中的小苏打和酸溶解在水中,酸碱混合,会释放出二氧化碳。

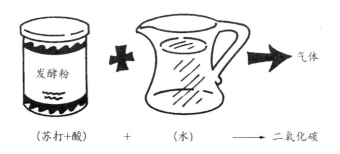

(苏打+酸) ＋ (水) —— 二氧化碳

　　双重活性发酵粉中的干酸一般是磷酸钙和硫酸铝钠。这2种酸都能与小苏打发生两次反应:混入液体,发生轻微反应;加热后,发生剧烈反应。加热不仅**触发**(使更活跃)了发酵粉,而且还导致二氧化碳气泡膨胀。小苏打和发酵粉被认为是速效膨松剂。

　　酵母是缓作用膨松剂。酵母是一种**真菌**(显微镜下才能看见的微小生物),它能缓慢地消化糖与淀粉,产生二氧化碳和乙醇(食用酒精)。酵母富含 B 族维生素和铁,能增加食品的营养成分。一大汤匙(15 毫升)干酵母含有 1.4 微克的铁,是一只大鸡蛋含量的 2 倍。

　　酵母在 27—29℃时效果最佳。高温会杀死酵母,低温会使酵母活动减缓。因此,酵母加入温水的效果最好。发酵面团或面糊烘焙的时候,烘焙的高温杀死了酵母,同时让包裹在面孔中的二氧化碳气泡膨胀,面孔壁也随之膨胀,这样面就发酵了。高温还导致酵母产生的少量乙醇挥发,这也是烘焙发酵面团产生香味的部分原因。

空气也是一种发酵气体。打蛋清时,空气被裹进蓬松的泡沫,然后打好的泡沫状蛋清被小心翼翼地加到面粉和液体混合物里,加热后,里面的空气就会膨胀。**蒸汽**(以水蒸气形式存在的水)也能作为发酵气体。水蒸气和另外 2 种气体一样会加热后膨胀。

烘焙发酵的面糊和面团能让发酵膨胀的面团或面糊变硬。由于内部有非常多的气囊,所以面包或者其他烘焙食品无论看起来还是摸起来都很松软。

练习题

1. A、B、C 哪个选项能产生发酵气体?

　　A　小苏打;

　　B　小苏打 + 水;

　　C　小苏打 + 乳酪。

2. 下页 A、B、C 哪张图表明做面包用的面团里的酵母最不活跃?

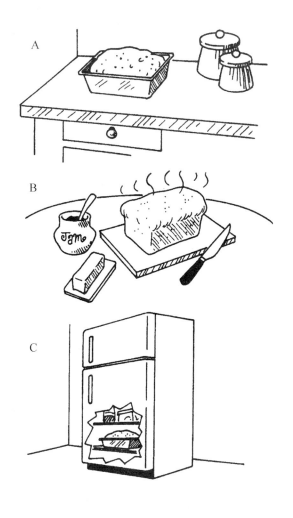

小实验　冒气泡

实验目的

研究把发酵粉与小苏打和液体的混合物加在一起会产生什么结果。

一支记号笔,8 只容量约 90 毫升的纸杯,2 茶匙(10 毫升)发酵粉,2 茶匙(10 毫升)小苏打,4 大汤匙(60 毫升)醋,4 大汤匙(60 毫升)自来水,一只计时器,一张纸,一支钢笔或铅笔,一名助手。

实验步骤

❶ 用记号笔做标签:BP 、BP、BS 、BS、V、V 、W、W,分别贴在杯子上。

❷ 2 只标有 BP 的杯子分别加入 1 茶匙(5 毫升)发酵粉。

❸ 2 只标有 BS 的杯子分别加入 1 茶匙(5 毫升)小苏打。

❹ 2 只标有 V 的杯子分别加入 2 大汤匙(30 毫升)醋。

❺ 2 只标有 W 的杯子分别加入 2 大汤匙(30 毫升)水。

❻ 如下图所示,4 只杯子构成一组,分成 2 组:

第一组:BP、BP、V 、W;

第二组:BS 、BS、V 、W。

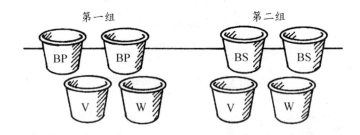

❼ 请助手把第 1 组的水和醋分别倒入盛有发酵粉的 2 只杯子,同时你将第 2 组中的水和醋分别倒入盛有小苏打的 2 只杯子。2 组中的醋倒入一只杯子,水倒入另

外一只杯子。不要混淆。

❽ 随即观察并记录杯中物质发生的变化，30 秒后和 5 分钟后分别观察并记录一次。

实验结果

膨松剂 + 液体后的实验结果

膨松剂 + 液体	随即	30 秒钟后	5 分钟后
1. BP + V	许多泡沫	一些水泡	同上
2. BP + W	一些泡沫	同上	同上
3. BS + V	许多泡沫	没有气泡	同上
4. BS + W	没有泡沫	同上	同上

实验揭秘

　　醋是弱酸，即少量酸与水的混合物。水呈**中性**（不呈酸性也不呈碱性）。醋和小苏打以及发酵粉中的苏打迅速发生反应，产生许多二氧化碳气泡。气泡中的气体迅速与杯中液体混合，冒出泡沫。短时间内，醋里的酸被用光，发酵粉和醋的混合液气泡释放变缓，小苏打和醋的混合液不再产生气泡。发酵粉和醋的混合液气泡还在缓慢产生，是因为发酵粉中含有其他酸。

　　水和发酵粉中的干酸发生反应，生成酸性溶液，与发酵粉中的苏打产生缓慢反应。发酵粉和水的混合液产生了气泡，但不像发酵粉和酸的溶液产生的量那么大。水是中性，和小苏打不发生反应，因此没有二氧化碳生成。

练习题参考答案

1. 解题思路

(1) 膨松剂会产生发酵气体,比如,二氧化碳或者蒸汽。

(2) 要产生发酵气体,必须将发酵粉与含酸的液体混合。

(3) 乳酪是酸性液体。

答: C 选项显示有发酵气体产生。

2. 解题思路

(1) A 图画的是放在室温环境下的面包用面团,B 图在高温下(烘焙),C 图在低温下。

(2) 酵母处于 27—29℃ 时最活跃,这个温度与室温最接近。

(3) 酵母在高温下被杀死,在低温下不起作用。

(4) 气温较低时,不活跃。

答: C 图表明做面包用的面团里的酵母最不活跃。

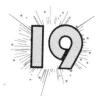

酶对食品的影响

常识须知

　　酶是植物或动物体内导致化学反应或改变化学反应速度的蛋白质。酶的形状各异,以便将各种化学物质结合在一起或者分解。人们认为酶的作用就像一个托架,所有的化学分子都能像拼图一样正正好好插在上面。有些酶能吸收不同的

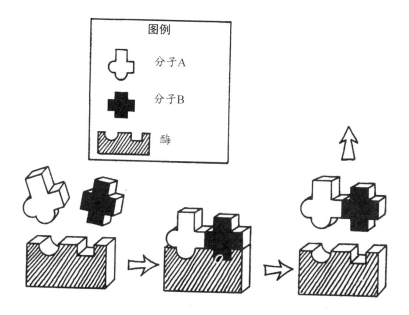

图例

分子A

分子B

酶

分子,这些分子相互结合后,又以整个分子的形式离开。

其余的酶则接收单个分子,使其弯曲或扭曲,导致分子碎裂,成为多个不同分子,然后离开酶。

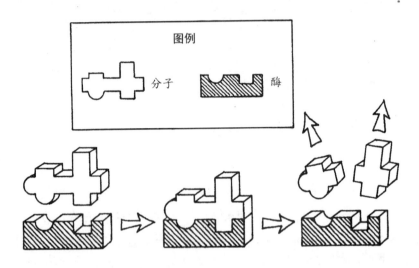

不同分子或单个分子离开酶,能腾出空间让酶接收其他分子。整个循环过程异常迅速:一个酶每秒至少能引起1 000多次改变。酶可以快速地重复工作,所以少量酶就能导致许多次化学反应。最终,酶失效,生物细胞再制造出新的酶。

有些酶需要叫辅酶的助手帮忙。**辅酶**的作用是帮助酶发挥作用,即让分子结合或分离。下页的图是2个分子A和B结合的模型。辅酶俘获了分子A,酶俘获了分子B。由于酶和辅酶能结合在一起,所以分子A、B会结合,形成单个分子C。辅酶和酶分离,分子C脱离,然后辅酶和酶又可以俘获更多的分子。这个循环不断重复,直到酶或辅酶失去作用,被替代。

酶在食品中能引起好的变化,也能引起坏的变化。例如,酶在水果和蔬菜成熟过程中能引起颜色、味道、质地的改变,

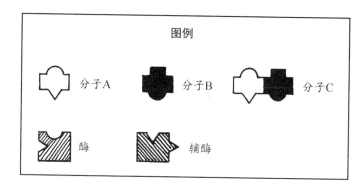

图例

分子A 分子B 分子C

酶 辅酶

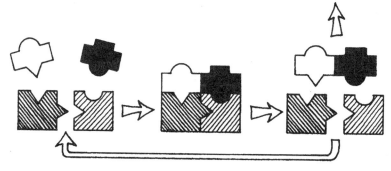

可是也能让食物成熟过度,最终腐烂变质。

酶可以添加到食物中来诱导化学反应。**凝乳酶**(小牛胃黏膜中提取的种酶)被用来制作奶酪。牛奶中加入凝乳酶能让牛奶蛋白质——酪蛋白质——变稠,形成白色固体奶块,从液体中分离出来。变稠(变厚)的蛋白质叫**凝乳**,液体叫**乳清**。柔软的凝乳就是**农家奶酪**(白软干酪)。这种奶酪名称的由来可能是因为过去许多农民在自家农舍里制作这种奶酪。农家奶酪的原料是脱脂牛奶,几乎不含脂肪,是一种良好的低脂肪蛋白质食品。一杯农家奶酪(250毫升)就能提供一份畜肉或禽肉或鱼肉提供的等量蛋白质。但是,需要低脂饮食的人们在购买农家奶酪时要注意,因为有些农家奶酪里面添加了奶油,奶油含有脂肪。

　　酶还可以使肉变嫩。肉坚硬难咬的原因是里面含有坚硬的不溶于水的蛋白质——胶原蛋白质。嫩肉粉里有一种酶——**木瓜蛋白质酶**(从木瓜中提取的酶),能促进胶原蛋白质分解。尽管酶能迅速分解胶原蛋白质,但是一块肉中有许多胶原蛋白质分子,酶可能要至少15分钟才能深入到肉的内部,当然这取决于肉的厚度。极端温度,即过热或者过冷,都会让酶**钝化**(变得不那么活跃)。因此,如果加酶后立即烹调,那么肉里的蛋白质只有一小部分被分解,肉也不会太嫩。

练习题

1. 在下图里等量嫩肉粉被加到每块肉中。时钟显示了嫩肉粉加入的时间和肉放上烤架的时间。A 和 B 哪张图显示了能做出较嫩牛肉的办法?

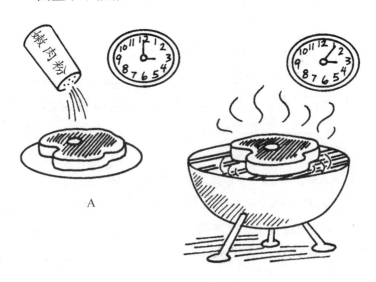

A

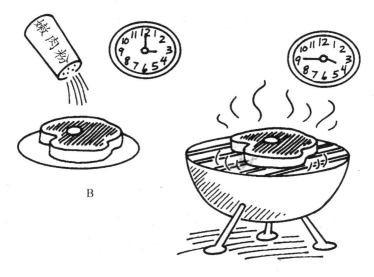

B

2. 观察下面的酶循环图。A、B、C、D 中哪个图标代表了辅酶?

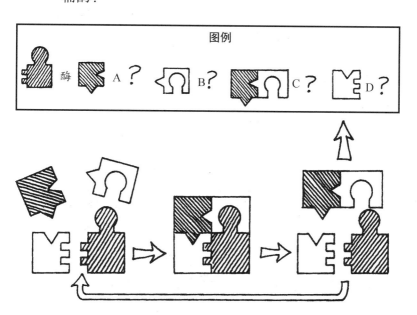

小实验 消化分解

看看酶对明胶产生的作用。

一包任意口味的明胶果冻混合料,2 只容量约 500 毫升的碗,一卷遮盖胶带,一支笔,半杯(125 毫升)罐头菠萝块,一把调羹,半杯(125 毫升)新鲜菠萝块,一只计时器,一名成年人助手。

❶ 请成年人助手根据包装说明,对明胶果冻混合料进行处理,2 只碗内分别注入等量液体。

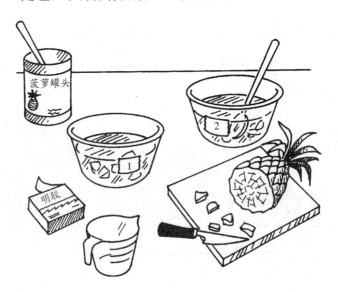

❷ 用胶带和笔制作标签 1 和 2，分别贴在碗上。

❸ 碗 1 的明胶中倒入罐头菠萝块，搅拌。

❹ 碗 2 的明胶中倒入新鲜菠萝块，搅拌。

❺ 将 2 只碗放到冰箱中冷藏 3 小时。

❻ 从冰箱中取出碗，观察每只碗中明胶表面的情况。稍微倾斜 2 只碗，比较碗中明胶的紧实度有什么不同。

实验结果

碗 1 中加罐头菠萝的明胶变得硬实，碗 2 中加新鲜菠萝的明胶没那么硬或者汤水较多。

实验揭秘

明胶是一种从动物组织中提取的黏性蛋白质，用来制作果冻状点心。菠萝里的菠萝蛋白质酶能分解明胶。如果把鲜菠萝放到明胶果冻里，菠萝中的蛋白质酶就会妨碍或抑制明胶凝固。罐头菠萝是煮过的，里面的酶被钝化了。这就是和罐头菠萝混合时明胶会凝固的原因。

练习题参考答案

1. 解题思路

（1）胶原蛋白质是肉中不溶于水的蛋白质，能让肉坚硬难咬。

（2）嫩肉粉中的酶能分解肉中的胶原蛋白质，让肉质变嫩。

（3）烹调前放置越久，酶分解肉中的胶原蛋白质就越多。

（4）哪张图表明烹调前放置的时间更久？

答：B图显示了能做出较嫩牛肉的办法。

2. 解题思路

（1）有些辅酶俘获并携带一个分子与酶结合，然后辅酶俘获的分子与另外一个或更多的分子结合。

（2）哪个图标结构代表了俘获一个分子，并将分子运送到酶上？

答：D图标代表了辅酶。

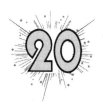

面筋的制作

常识须知

面粉是大多数烘焙食物的主要原料，由研磨过的谷物制成。谷物是小麦、稻谷或玉米等各种草本植物生产的可以食用的果实或者种子。大部分面粉是小麦粉。麦粒的组成部分有：**谷壳**（类似麦秸一样包裹谷物的外壳）、**麦麸**（谷壳下含有营养成分的保护层）、**糊粉**（麦麸下面蛋白质量最高的一层细胞）、**胚乳**（用来制作白色面粉的淀粉内核）以及**胚芽**（富含维

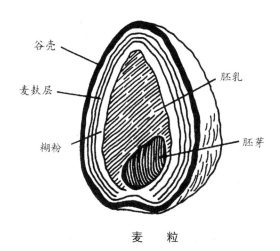

谷壳

麦麸层

糊粉

胚乳

胚芽

麦　粒

生素和矿物质能发芽成长的结构）。

研磨（磨碎谷粒，通过筛除分开谷粒各个组成部分的过程）谷物能得到面粉。**白面粉**（也叫小麦粉）是通过研磨麦粒，把胚乳从麦麸、糊粉层、胚芽中分离出来制成的。小麦粉通常会被加强营养，即研磨中丢失的重要营养成分被添加进来，使它的营养含量达到全麦粉的水平。同时，还会对小麦粉进行漂白。

全麦粉除了保留麦麸外，制作过程和白面粉一样。全麦粉颜色暗淡、粗糙，但更有营养。全麦粉做的面包，比白面粉更硬实、密度更大（材料之间空隙更小）。大部分的全麦面包都会添加大量的白面粉，让做出的面包更松软。

全麦粉有 2 种：硬质和软质。**硬质面粉**不是本身非常坚硬，而是指蛋白质含量。含有高比例蛋白质的全麦粉叫硬质全麦粉，通常用来做面包。**软质面粉**含蛋白质的比例低，通常用来做蛋糕。美国种的麦子有硬质小麦和软红冬麦。硬质小麦的蛋白质含量特别高，可用来制作意大利面食。软红冬麦所含的蛋白质极低，可用来制作酥饼。最普通的面粉由硬质小麦和软质小麦混合而成，叫**多用途面粉**。

制作面团或面糊的时候，会形成坚韧、有弹性的叫作面筋的物质。面粉加入水，面粉中的蛋白质吸收水分、膨胀、黏在一起形成面筋。在和面团或搅面糊的过程中，面筋被拉得*丝丝缕缕*，面团或面糊也变得黏稠、富有弹性。制作面团要**揉捏**（用手挤压、折叠、拉伸），做面糊得**搅拌**（比如用调羹或电动搅拌器搅动）。使用电动搅拌机可能导致搅拌过度，形成的面筋丝太多，烘焙出来的食物过硬。

面筋丝形成的网状结构，包住了气体——二氧化碳或者水蒸气——帮助面团或面糊发酵。变热的气体膨胀,面筋拉伸,直到烘焙的热气让面筋不再拉伸。做好的面包全是小洞,里面就是曾经被面筋包裹的气体。这就是为什么发酵的面包叫"松软面包"。观察面包切片的表面,找找棕色的硬面筋壳,再找找在硬面筋壳下面气孔周围海绵似的硬面筋网。

练习题

1. 下面哪张图表明了能做出硬松饼的混合方法?

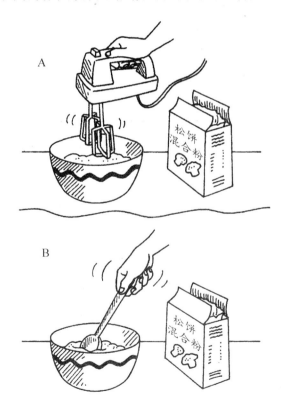

2. 下面哪种面粉是硬质面粉？

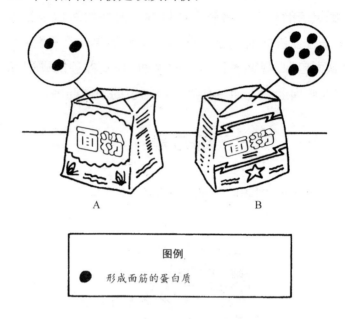

A   B

> **图例**
>
> ●   形成面筋的蛋白质

小实验　扯面团

实验目的

检测脂肪对面筋的作用。

你会用到

2只小碗，一把调羹，一把量勺，4大汤匙（60毫升）多用途粉，一些自来水，一把叉子，一大汤匙（15毫升）起酥油。

实验步骤

❶ 在一只碗内，放2汤匙（30毫升）面粉，与足够的水混

合,做成软面团。大概需要加入 2 汤匙(30 毫升)水。

② 在另外一只碗里,放入起酥油和剩下的 2 汤匙(30 毫升)面粉,用叉子混合。

③ 往装面粉和起酥油的碗内滴入水,把面粉做成软面团。

④ 用双手把 2 个面团分别搓成 7.5 厘米长的长条。

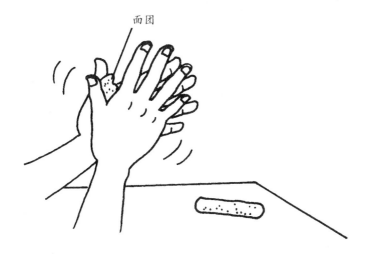

面团

⑤ 拿起起酥油面团的两端,向两侧拉伸。观察面团难不难拉伸或容不容易扯断。

⑥ 拿起面粉做的面团重复步骤 5。

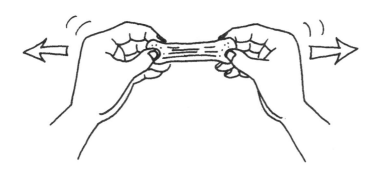

　　单纯面团比加了起酥油的面团更容易拉伸,后者容易扯断。

　　面粉加入水生成了面筋,面团变得坚韧、富有弹性。面团加入起酥油等脂肪不仅改善了烘焙食品的口味和颜色,而且会形成膜附着在面筋丝上,阻碍了面筋丝之间的紧密结合,让食品更加柔软。脂肪能让面筋丝变短,这就是起酥油(shortening)这种常常用于制作面点的脂肪英文名字的由来。

练习题参考答案

1. 解题思路

　　(1)搅拌能促进面筋生成。过度搅拌会产生过多的面筋,让松饼过硬。

　　(2)电动搅拌器比手动搅拌更容易过度搅拌。

　　答:A图展现了可能导致松饼太硬的搅拌方法。

2. 解题思路

　　(1)硬质面粉含有更多生成面筋的蛋白质。

　　(2)哪袋面粉含有更多生成面筋的蛋白质?

　　答:B面粉是硬质面粉。

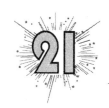

21 胶原蛋白
——食物里支撑结构的变化

常识须知

水果能释放出**乙烯**（促进水果成熟的一种植物激素），所以把水果放到一起能加速它们成熟。**激素**是动、植物某个器官产生的充当信使的化学物质，能通过体液扩散到其他器官，引起细胞和组织的特定反应。植物越是成熟，产生的乙烯越多。俗话说"一只烂苹果，糟蹋一整箩"，这说得没错，就是因为成熟过头的苹果散发的乙烯会加速其他苹果成熟。发现乙烯能加速水果成熟这个秘密后，农民就不再怕把尚未成熟的果实运到市场上贩卖了。

运输过程中，为了减缓水果成熟，水果都被放在通风的板条箱里，箱上留有空隙，以保证气体流通。较低的气温能减缓乙烯的产生。有时在水果马上上市前，人们会利用合成乙烯进行催熟。这是一个无害过程，甚至还能增加水果的维生素 C 含量。不过有些消费者并不喜欢人工催熟的水果，因为觉得它们还是太硬了。

没成熟的水果通常呈青色，质地坚硬。水果成熟过程中，不仅颜色会改变，同时质地也会变软。前者是由于绿色的叶绿素分解，显露出了水果中的其他色素。后者是因为果胶的分解。**果胶**是一种复合碳水化合物，存在于相邻的植物细胞壁间层，溶于水。果胶能帮助细胞粘在一起。在水果里，果胶的作用是让水果变得紧实、保持形状。用热水煮后，果胶在水中溶解，细胞间的结合就变得松弛。水果成熟，果胶变成更易溶解的果糖后，也是一样。随着时间推移，果胶持续分解，水果甜度增大，质地变软。如果持续下去，水果就会成熟过度，果肉变成糊状，味道不再鲜美（果胶在商业上被用来制作果冻和果酱。商业果胶主要来自柑橘类水果的果皮和榨苹果汁剩下的果渣）。

与果胶把植物细胞粘在一起一样，**结缔组织**连接并支撑了人体组织。数量最多的结缔组织类型之一是纤维，包括胶原纤维。**胶原纤维**的材料是胶原细胞，胶原细胞构成了人类身体蛋白质的 1/3，甚至更多。一个胶原细胞含有 3 个松散地缠绕在一起的蛋白质链，由一个氢键连接。若干胶原细胞一起组成了一根极小的纤维，称为**微纤维**。许多微纤维在一起

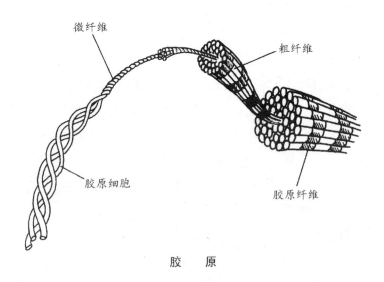

胶　原

构成了一个大一点的纤维,叫**粗纤维**。许多粗纤维在一起构成了一个胶原纤维,胶原纤维十分结实,不易拉断。

胶原用热水煮后,许多连接蛋白质链的键会断开,形成**明胶**(一种蛋白质)。坚韧的肉煮后变嫩就是因为不溶于水的胶原变成了柔软、溶于水的明胶。

烹调中使用明胶能让液体变得黏稠。做法是在含有水的冷却液中加入干明胶。等明胶吸水、膨胀后,再进行加热,膨胀的明胶会分解成均匀散布的小颗粒,液体成为**同相混合物**,即各处成分相同。得到的混合物是**胶体**(悬浮在气体、液体或固体中的同相粒子团)的一种。如果胶体是固体粒子悬浮在液体中,就像明胶和水一样,胶体称作**溶胶**。溶胶冷却后,其粒子连在一起,包住液体,这个过程叫作**胶凝作用**。胶凝作用把溶胶变成了称为凝胶的半固体的胶体。包住的液体使凝胶微微颤动。凝胶加热后,胶体融化,就重新变成了溶胶。

练习题

1. 下面哪张图里的水果成熟更快?

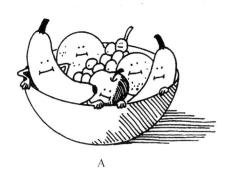

A

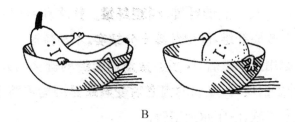

B

2. 下面哪张图的水果果胶含量更高？

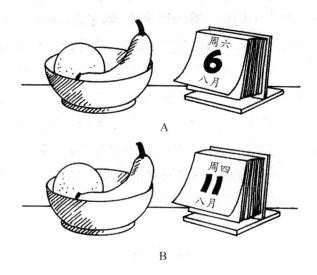

A

B

小实验　如何催熟香蕉

找出加快香蕉成熟的办法。

你会用到

一支铅笔，一把直尺，一张纸，2根生香蕉，一只纸质午餐袋。

❶ 用铅笔、直尺和纸画一张表格,记录香蕉成熟过程中的数据,如下表所示。

香蕉成熟过程数据表

天数	装袋的香蕉	没装袋的香蕉
1		
2		
3		
4		

❷ 第1天(实验开始的那一天)观察2根香蕉的颜色并记录。

❸ 将一根香蕉放入纸质午餐袋。

❹ 合上袋口,把袋子放到饭桌或厨房台面上。

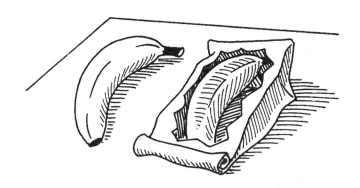

❺ 将另一根香蕉放在纸袋边上。

❻ 接下来的3天,每天在大约同一时间观察2根香蕉的颜色并记录。记下2根香蕉颜色变化程度,例如,"出现了黄色,但大部分还是绿色"或者"一半变黄了"。

装在袋里的香蕉会先变黄。

由于丧失了绿色的叶绿素,香蕉在成熟过程中,会由绿变黄。香蕉等水果能产生乙烯气体,加速成熟。水果成熟时,会产生更多的乙烯。把香蕉放在袋中时,乙烯气体不能释放出去,导致香蕉加速成熟。没装袋的香蕉产生的大部分气体在能够对香蕉产生影响之前就已经扩散到周围的空气中了,所以颜色转黄更迟,其余的水果利用这种方法也能催熟。

练习题参考答案

1. 解题思路

(1) 乙烯气体是加速水果成熟的激素。

(2) 在成熟过程中,水果会产生更多的乙烯。

(3) 把水果放在一起能加速水果成熟,因为产生了更多的乙烯。

答:A图的水果成熟更快。

2. 解题思路

(1) 水果成熟时,果胶分解,变成果糖。

(2) 随着时间的推移,水果开始成熟。

(3) 哪张图的水果更生一点?

答:A图中的水果含有更多的果胶。

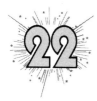 **牛奶为什么是重要的食品**

常识须知

牛奶可能不是最完美的食品,但肯定位列最佳促进和维持健康的食品之一。这是事实,因为牛奶含有人们各个年龄段需要的多种不同营养,是蛋白质、维生素、矿物质尤其是钙的极好来源。

所有**哺乳动物**(分泌乳汁喂养幼崽的动物)都产奶。不同哺乳动物产出的乳汁可能不同。牛奶的脂肪、蛋白质、碳水化合物的含量都很均衡,人类乳汁的脂肪含量比牛奶低,但是糖分比牛奶高。

婴儿出生后的头几个月,母亲的乳汁是最佳食物。乳汁不仅能提供营养,更在婴儿能为自身生产足够的微生物抗体前为其提供**抗体**(对抗疾病的蛋白质)。婴儿成长,需要摄入母乳中缺乏的母乳以外的食物。发育中的儿童需要大量的钙以促进骨头和牙齿生长。通常一种哺乳动物产的乳汁可能并不总是适用于另外一种哺乳动物,但大部分人类都可以饮用牛奶。乳制品是发育中的儿童以及任何年纪的人群最好的钙源。

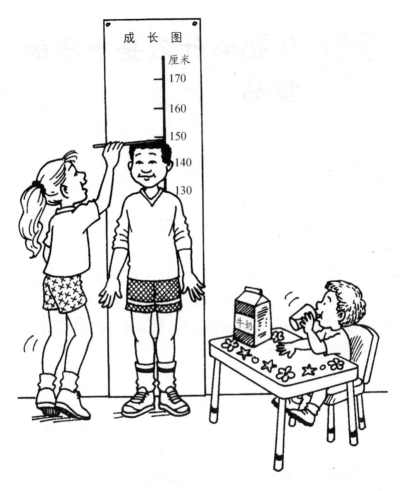

　　牛奶含有乳糖。乳糖只有经过消化，变成身体可以吸收的称为半乳糖和葡萄糖的单糖，才能被身体利用。**乳糖酶**是人体小肠里的一种酶，能分解乳糖。在正常情况下，人们体内有足够的乳糖酶，但是有些人身体制造不出乳糖酶，或者制造的乳糖酶不够。缺少乳糖酶，称为**乳糖不耐受症**。这种病在黑色人种与黄色人种中更加普遍。

　　随着年龄的增长，包括各个人种在内，越来越多的人自身产生的乳糖酶变得不足。缺少乳糖酶来消化乳糖,乳糖就会停留在小肠,小肠内的细菌会使乳糖发酵。**发酵**是微生物在没有空气的环境下生长而导致食物发生改变的一种化学反应。发酵会产生气体,根据微生物的种类不同,有的也可能会产生乙醇或酸。乳糖发酵将乳糖变成气体和乳酸,气体会导致小肠**膨胀**(鼓起),酸刺激小肠,人就会腹痛、腹泻。

对付乳糖不耐受症的一种办法是不要摄入牛奶以及其余大部分种类的乳制品。也就是说,你再也不能吃冰淇淋了!可现在好了,有些乳制品,例如酸奶和成熟干酪里的乳糖,经过细菌处理,变得易于消化。另外,你可以买无乳糖牛奶喝。可有些人更喜欢吃压成片剂的乳糖酶。其实即使你有乳糖不耐受症,只要吃乳糖酶片,你还是能吃冰淇淋。可是,千万别为了吃冰淇淋,你就吃乳糖酶片。你得找医生,让他们诊断你是否有乳糖不耐受症,如果的确有,那么医生会告诉你能吃多少乳糖酶。

食品杂货店有多种牛奶可选,全脂奶、低脂奶、脱脂奶等。哪一种最好呢?除了脂肪和热量不同外,这些牛奶在营养上几乎没有区别。全脂奶保留了全部脂肪,含有大约3.5%的脂肪,低脂奶通常还剩1%—2%的脂肪,脱脂奶去除了大部分脂肪。去除脂肪的同时也去除了维生素A,所以厂商通常会在低脂奶和脱脂奶中添加这种维生素。**发酵酪乳**是在低脂奶或脱脂奶中加入发酵微生物,尽管它的脂肪含量低,但是通常会加盐来提升口味,因此发酵酪乳比**鲜乳**(没发酵的奶)的钠含量高。一般牛奶都添加了维生素D,加强营养。

为安全起见,牛奶会经过巴氏消毒,即被加热,以杀死其中的致病菌。巴氏消毒后,牛奶中的油脂粒会均匀分布。牛奶流过极细小的筛孔,脂肪碎成微粒,均匀分布在牛奶中。未经处理的牛奶不是均质。非均质牛奶,脂肪颗粒比牛奶轻,会浮在表面。

练习题

1. 下面哪张图是脂肪含量高的牛奶?

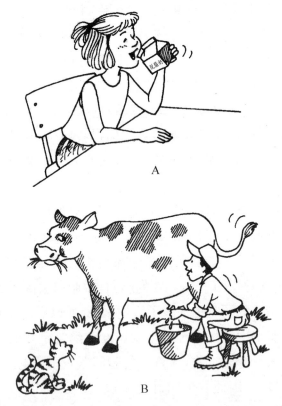

A

B

2. 仔细观察下页的图片。如果图中所有儿童都患有乳糖不耐受症,哪个儿童最有可能吃完图中食物后感到腹痛?

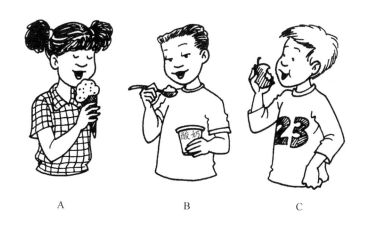

A   B   C

小实验　牛奶中真的有钙吗

实验目的

展示牛奶含钙。

你会用到

一卷遮盖胶带,一支记号笔,3 只容量约 300 毫升的透明塑料瓶,一只量杯,3/4 杯牛奶(脂肪含量多少不影响),一把量勺,2 茶匙(10 毫升)醋,1/2 茶匙(2.5 毫升)泻盐,3 把调羹。

实验步骤

① 用胶带和笔分别给塑料杯贴上标签:A、B、C。

② 往每只杯里倒入 1/4 杯牛奶。

③ 往 A 杯、B 杯里各加入 1 茶匙(5 毫升)醋。

④ 将泻盐加入 B 杯,摇匀直到泻盐全部溶解。

⑤ C 杯不要添加任何物质,作为控制组。

⑥ 取2把调羹，一把用于A杯，一把用于B杯。先后搅拌液体，然后用调羹舀出一些液体。缓慢地把舀出液体倒回杯中时，进行比较，看看哪只杯子中出现了结块。

⑦ 用B杯和C杯，重复步骤6。

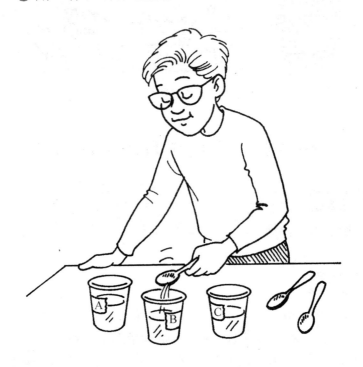

实验结果

A杯中的牛奶出现了结块。B杯和C杯中没有结块。

实验揭秘

牛奶含有钙离子。醋呈酸性，遇到钙离子会使牛奶中的蛋白质凝结成块，正如A杯中发生的那样。泻盐和B杯牛奶中的钙离子发生反应,将钙离子变成不溶于水的钙化物。如果加入足够的泻盐,牛奶中就不含钙了,所以加醋,牛奶没有凝结成块。C 杯是控制组,用来和另外 2 杯的实验结果进行比较(脂肪含量不同的牛奶,无论全脂奶、低脂奶还是脱脂奶,钙含量都大致相同)。

练习题参考答案

1. 解题思路

(1) 牛奶产自母牛。

(2) 保留所有脂肪的牛奶叫全脂奶。

(3) 全脂奶的脂肪含量大约为 3.5%。

(4) 脱脂奶含有很少或者不含脂肪。

答:B 图的脂肪含量高。

2. 解题思路

(1) 有乳糖不耐受症的人摄入牛奶或其他奶制品会腹痛。

(2) 图中哪样食品是乳制品?

　　 冰淇淋和酸奶。

(3) 酸奶是乳制品,但是酸奶中的乳糖已经被细菌分解变得易于吸收,因此有乳糖不耐受症的人吃了酸奶也不会引起疼痛。

(4) 有乳糖不耐受的人吃了冰淇淋基本都会腹痛。

(5) 哪个儿童在吃冰淇淋?

答:A 儿童吃了冰淇淋后最有可能会腹痛。

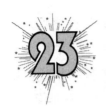

23 酸奶的制作过程

常识须知

你喝的牛奶,无论是全脂奶、非脂干性奶,还是脱脂奶,都是**鲜奶**(没有发酵的奶)。鲜奶含有乳糖。牛奶熟化或者放在冰箱外的时间过长,就会发酵。温牛奶中繁殖的细菌会导致乳糖发酵,乳糖发酵的一个结果就是产生乳酸。乳酸具有酸味,所以发酵后的牛奶也叫酸奶。

但不是所有的酸奶都不好,牛奶变酸才让我们有了酸奶和奶酪。产生足够的乳酸,会形成酪蛋白质,即牛奶蛋白质凝固形成硬块——凝乳。凝乳主要是蛋白质、脂肪和一些矿物质、维生素和乳酸。大部分矿物质和维生素都溶于水,所以它们大多留在乳清中。**乳清**是凝乳分离后牛奶中剩下的液体。牛奶加入任何一种酸都会分离成凝乳和乳清。

酸奶是 2 种特殊细菌——保加利亚乳杆菌和嗜热链球菌——作用于牛奶的结果。这 2 种微生物让牛奶凝结并产生特殊风味。酸奶中的凝乳和乳清不会分离,而是一同形成了黏稠的凝乳样产品。

奶酪是经过特殊处理的牛奶凝乳。奶酪有成百上千种,

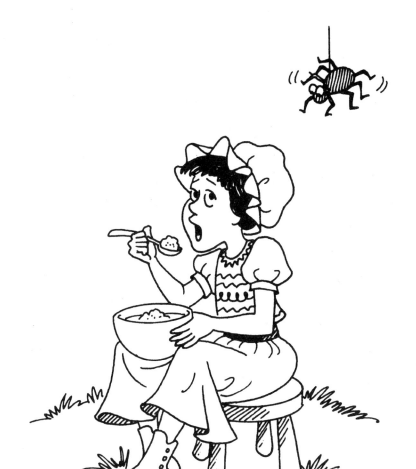

有硬奶酪、软奶酪,有的味道浓郁、有的味道温和。不是所有不同种类的奶酪都能由一种牛奶做成的。不同奶酪各有特点,是因为制作过程中用了不同类型的微生物,同时凝乳和乳清分离的过程也不一样。几乎所有种类的奶酪都加了盐。盐不仅增添了奶酪的风味,而且能防止有害微生物的生长。

大部分奶酪是熟奶酪。在变熟过程中,奶酪被添加微生物,放置一段时间,让微生物繁殖,释放出的化学物质使奶酪有了不同的风味。**硬质奶酪**,例如瑞士奶酪和英国的轫奶酪,为了让奶酪成熟,在整个凝乳块里都混入微生物,此类奶酪能做成很大的一块。**软质奶酪**,比如比利时的林堡奶酪、法国北部的卡门波特奶酪都是通过将微生物撒在奶酪表面帮助奶酪成熟的。这些奶酪只能做成小块,只有这样,微生物生成的化学物质才能从表面渗透到整个奶酪当中。

白软奶酪和奶油奶酪是软质生奶酪,前者由脱脂牛奶凝乳做成,后者由加入奶油的全脂牛奶凝乳做成。

精制奶酪是在奶酪粉里(通常是轫奶酪和其他硬质奶酪)加入特殊烹调原料,以便让奶酪拥有特殊口味并能持久保存。美国奶酪是一种精制奶酪,以口味温和、融化后质地绵软著称。

奶油是乳脂(脂肪)和牛奶的混合体。把非均质牛奶静置一段时间,就会生成奶油。奶油是漂浮在牛奶表面的脂肪球和牛奶的混合物。漂浮在表面是因为奶油所含的脂肪比牛奶密度(单位体积的质量)低。商店里买的奶油标有特定的脂肪含量。厚奶油(搅打奶油)含有至少36%的脂肪。淡奶油含有18%—30%的脂肪,半对半(牛奶与奶油的混合体)奶油含10%—18%的脂肪。酸奶油是一种淡奶油,或是添加产生乳酸微生物的半对半。乳酸使奶油产生酸味,变稠,质地光滑。酸奶油仍含有原来奶油的脂肪。

黄油是从奶油中分离出来的脂肪。本章的小实验里,你将学习从奶油中提取黄油的办法。

练习题

1. 下面哪张图表明了将杯中牛奶变成凝乳和乳清的
办法?

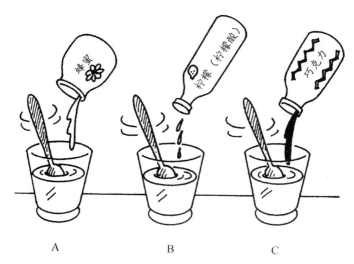

A   B   C

2. 2瓶非均质牛奶静置一段时间后,下面哪只瓶子正确
显示了牛奶中有奶油形成?

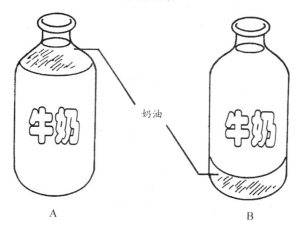

奶油

A   B

小实验　自制黄油

实验目的

用奶油制作黄油。

你会用到

250 毫升厚（搅打）奶油，一只计时器，一只容量约 1 升的带盖广口瓶，一些自来水，一只容量为 500 毫升的带盖塑料容器，一把调羹，1/8 茶匙（0.6 毫升）食盐（没有也可）。

实验步骤

注意：本实验制成品可食用的前提是所有器具都保持干净，严格遵守实验要求。

❶ 让奶油在盖了盖子的容器内静置 30 分钟，以便温度达到室温。注意不要超过 30 分钟。

❷ 将奶油倒入广口瓶，盖上盖子。

❸ 用力摇晃这瓶奶油，直到奶油变得非常黏稠。这得花 1—2 分钟。

❹ 继续用力摇晃瓶子，直到液体中有硬块析出。

❺ 打开瓶子，尽量把液体全部倒出来。

❻ 往瓶内加入凉水，约到瓶子 1/4 高处，清洗瓶中剩下的硬块。

❼ 盖上瓶盖，用力摇晃大约 10 次。

❽ 打开瓶盖，尽量把液体全部倒出来。

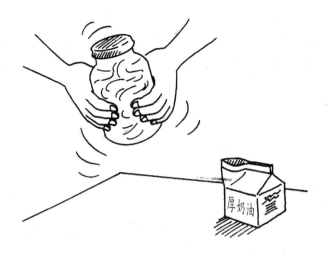

⑨ 重复步骤 6—8 至少 2 次。

⑩ 把瓶中的固体倒入塑料容器。如果你愿意,可以加盐。
盖上塑料容器盖子,立即将容器放入冰箱的冷藏室。

⑪ 至少过一个小时后,品尝塑料容器中的固体物质。

摇晃会导致奶油中的固体物质与液体分离。得到的固体
物质品尝起来像黄油。

持续用力摇晃奶油时,脂肪球会破裂,产生的液体脂肪帮
助其余脂肪球粘在一起。这种脂肪混合物形成了叫作黄油的
半固体物质。剩下的液体叫酪乳。本实验中的酪乳更大程度
上是**甜性酪乳**,也就是说牛奶没有发酵(你在商店里买的那种
发酵过的酪乳,是发酵的脱脂奶。因为有酸,所以更浓稠、有

酸味）。

　　制作的奶油呈淡黄色，是因为里面有胡萝卜素和其他脂溶性色素。在商业奶油里，为了色香味俱全，常会添加人工色素和盐。

练习题参考答案

1. 解题思路

（1）牛奶加入任何一种酸都会让牛奶凝结，产生固体的凝乳和液体的乳清。

（2）哪张图表明有酸被加入牛奶中？

答：B 图表明了将杯中牛奶变成凝乳和乳清的办法。

2. 解题思路

（1）奶油是脂肪和牛奶的混合物。

（2）奶油的密度小于牛奶，所以在非均质牛奶中会浮在表面。

（3）哪个瓶表明在牛奶顶层有奶油？

答：A 瓶正确地显示了牛奶中有奶油形成。

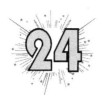# 24 食物为什么会腐烂

常识须知

你吃的食物同时也是包括细菌和真菌在内的微生物的食物。有些食用真菌，例如酵母菌是单细胞生物，其余的食物真菌，例如真菌，开始的时候可能是真菌，但是后来可能会长成清晰可见的多细胞微生物。真菌表面生有绒毛，长在潮湿或者腐败的食物表面。细菌和真菌的确能对食物产生有益的影响，例如，细菌可以用来制作酪乳，真菌可以制作奶酪，如羊乳奶酪，酵母菌被用来制作面包。可是它们也能导致食物腐烂不能再食用。细菌能让牛奶变酸，酵母菌能让腌渍咸菜的汤水长一层薄膜，让面包长出黑霉。

食品腐败变质时，大都会出现明显的变化，能通过气味、触觉、味道、外观被察觉出来。有些是因为食品发生了自然的化学反应，例如，水果成熟过度会让水果变色、味道变差，最终不能食用。高热能破坏大部分引起成熟化学反应的真菌，所以烹调加热能预防食品腐败变质。

但大部分食品变质是由于滋生了微生物以及自身释放的化学物质。含有蛋白质的食物，例如马铃薯、大米、猪肉、鸡

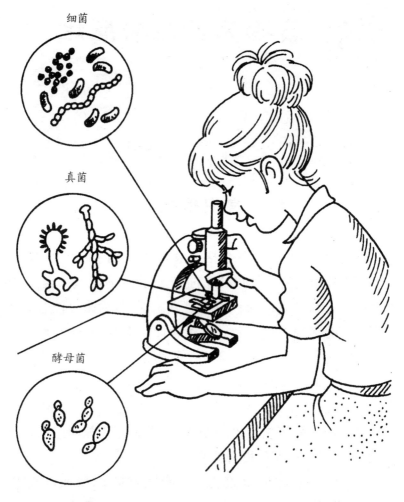

细菌

真菌

酵母菌

肉、鱼肉、鸡蛋都非常容易滋生微生物，因为微生物大多需要暖湿的环境才能存活。

　　有些微生物能产生毒素，所以避免摄入腐败变质的食物十分重要。吃下含有毒素的食物会引起**食物中毒**，症状包括突如其来的腹痛、恶心、呕吐和腹泻。以下是避免食物中毒的一些小窍门：

- **讲究卫生。**保持双手和指甲清洁。每次吃东西前都用肥皂或洗手液洗手。保持烹饪用具清洁,使用后用洗洁精和水清洗干净。搅拌不同食物尤其像肉和鸡蛋这样的生冷食物时,请使用不同的调羹。

- **注意温度。**热食要热,温度不低于 71℃。冷食要冷,温度不高于 7℃。冷冻食品解冻请不要放在室温下而要在冰箱的冷藏室里进行;不要将解冻的食品再次冷冻。冷冻过程能阻止细菌生长,但是并不能杀死食品中所有的细菌,也不能破坏掉所有的细菌或毒素。解冻和冷冻实际上给了细菌和毒素更多的机会在食物中繁殖。

最常见的 3 种食物中毒是:肉毒杆菌中毒、葡萄球菌食物中毒、产气荚膜杆菌食物中毒。肉毒杆菌引起的**肉毒杆菌中毒**,是最严重的食物中毒。如果低酸性食物,比如肉和蔬菜,制成罐头时加热不够,就会生长肉毒杆菌。罐头厂不太会发生这种情况,自制罐头食品更容易发生。所以自制罐装肉食和蔬菜务必煮沸至少 20 分钟才能食用,你也可以遵循自制罐头指南上的食用要求。吃了肉毒杆菌可能会丧命。

葡萄球菌食物中毒是最常见的食物中毒,是吃了含有金黄色葡萄球菌制造的毒素的食品而引起的。许多食物容易滋生这种致病菌,比如奶油夹心甜点、金枪鱼、鸡肉、土豆色拉和肉汁等。食品通常被接触食品的人污染,而且如果没有冷藏,几小时内,就会产生大量的毒素。

产气荚膜杆菌会引起**产气荚膜杆菌食物中毒**,是一种轻微的食物中毒。因为在有大量食品供应以及冷、热食品长时间暴露在外（室温环境）的地方相当常见，所以也称为"自助餐厅病菌"。

另外，污染食品、导致疾病的微生物是大肠杆菌，也叫出血性大肠杆菌。大肠杆菌存在于未经巴氏消毒的牛奶、半生不熟的牛肉，尤其是汉堡包和纯牛肉热狗等食品中。引起的疾病对婴幼儿、老年人和体弱者来说格外危险。要预防，就得遵守食品安全基本准则，只喝巴氏消毒奶，彻底烹调肉类，杀死细菌。汉堡包则要将肉饼中央烤成焦黄后才能食用。

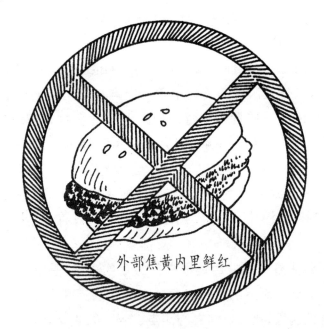

外部焦黄内里鲜红

沙门菌病是由沙门菌引起的感染。这种食物中毒通常称作"沙门菌"。和其他食物中毒不同，沙门菌感染是细菌本身而不是毒素导致的。预防此种疾病的一个办法是在烹调蛋类、禽肉、畜肉和海鲜时要彻底。

练习题

1. 下面哪张图画的是可能引起食物中毒的过程？

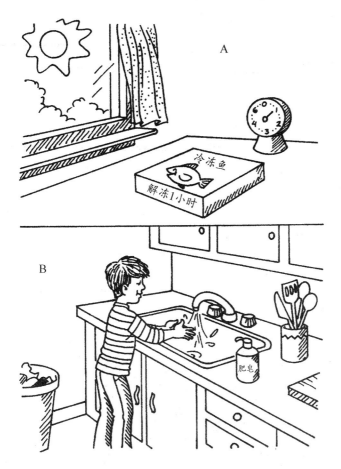

2. 嫩煎的牛肉汉堡包和全熟牛肉汉堡包，哪种更可能含
有大肠杆菌？

小实验 真菌的生长温度

实验目的

找出面包真菌适宜生长的温度。

你会用到

一卷遮盖胶带，一支记号笔，2 只容量约 1 升的密封袋，2 片白面包片，一些自来水，2 粒棉球，一台冰箱。

实验步骤

1 用胶带和记号笔在袋子上做记号，一个写"暖/湿"，另一个写"冷/湿"。

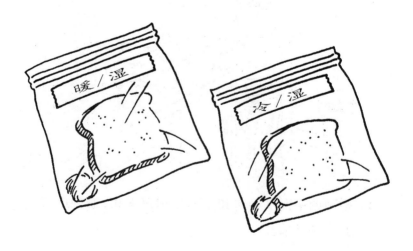

❷ 往 2 个袋里各放一片面包。

❸ 将棉球弄湿后,分别放入袋中。

❹ 把标有"暖/湿"的袋子放到阴暗、温暖的地方,比如,室温下的橱柜。

❺ 把标有"冷/湿"的袋子放到冰箱的冷冻室里。

❻ 每天隔着袋子观察里面的面包,至少连续观察 14 天。

❼ 实验结束后,丢掉 2 只袋子和里面的东西。

实验结果

在标有"暖/湿"的袋子里,面包上长出了黑色绒毛一样的物质。而放在冰箱冷冻室里的面包什么也没长。

实验揭秘

微生物最适宜生长在温暖、湿润的环境。本实验中,湿棉球提供了微生物生长需要的湿度,加上室温在 19—24℃,面包就长出了真菌。

冰箱的冷冻室温度约为 -18℃。微生物离不开水,在这个温度下,水结成了冰,因此大部分微生物都不能在冰箱的冷冻室里生长。冷冻室不仅抑制了微生物的生长,而且食品中超过 50% 的微生物在冷冻过程中会被杀死。

练习题参考答案

1. 解题思路

（1）A图画的是在阳光照耀的餐桌上正在解冻的鱼。

（2）在室温下解冻，有利于食物中的微生物生长。

（3）B图画的是一个小男孩在洗手。

（4）保持双手清洁是保证你接触的食物干净卫生的一个好办法。

答： A图画的是可能引起食物中毒的过程。

2. 解题思路

（1）没煮熟的肉里含有大肠杆菌。

（2）彻底烹调肉类是杀死大肠杆菌的最佳途径。

答： 煎得嫩的牛肉汉堡包比全熟牛肉做的汉堡包更可能含有大肠杆菌。

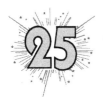 **食品如何保鲜**

常识须知

意大利探险家哥伦布（1451—1506）发现了新大陆，但是他远航的本来目的是要找到通往亚洲香料产地的海上新航线。当时香料十分珍贵，香料不仅让食物有了风味，而且还能延长保质期。为了让食物保鲜，必须对食物进行加工，抑制微生物生长。有些香料，例如丁香就能起到这个作用。

食品里添加香料仅是诸多食物保存法的一种。其余的方法，包括烹调、晾干、制作罐头、冷藏、冷冻、干燥、添加保鲜剂等。烹调是最古老的食物保存法，不仅能杀死细菌，高温还能让许多营养成分更容易消化。例如淀粉，经过烹调，身体才能将之消化。烹调也能让食物中的蛋白质、脂肪、碳水化合物易于消化，但是也会导致矿物质、维生素减少或者破坏，但和所有的食物保鲜法一样，总体上利大于弊。

在美国印第安人把野牛肉条挂在太阳下风干之前，人们就开始通过干燥法保存肉和其他食物了。当时人们只知道这种办法能让食物免于腐烂，并不知道他们实际是制造了一个微生物无法生存的过于干燥的环境。干燥能使食物**脱**

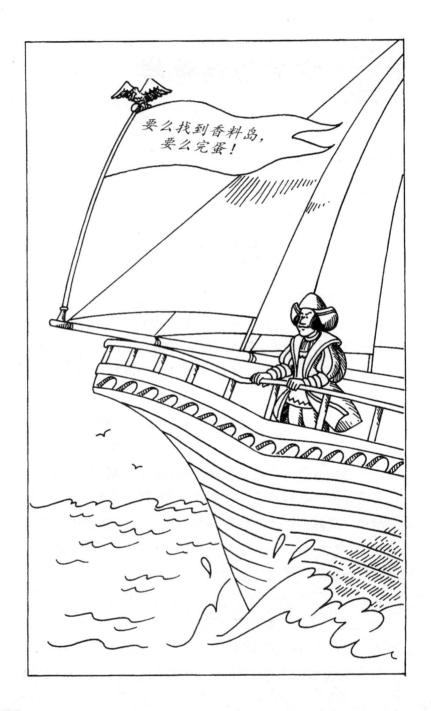

水（去除水分），便于长久保存，但的确会影响食物的口味——一般没有原来好吃。有些脱水食物，比如葡萄干、牛肉干，都被当作零食售卖。干燥法几乎总会导致一些营养素流失。

18世纪90年代，法国政府悬赏12 000法郎，希望找到保存食物的办法，为行军中的庞大军队提供口粮。法国厨师尼古拉斯·阿佩尔（1749—1814）受到悬赏启发，开始进行各种实验。14年后，他发明了一种加热密封玻璃瓶中食品的方法，并于1809年赢得了悬赏。这种现在仍在使用的方法叫**罐头制作法**。阿佩尔当时并不知道有微生物，但他观察到如果把广口瓶密封，在沸水中加热，食品就不会腐败变质。罐头加工技术得到了迅速改进。美国内战时期（1861—1865），罐头加工已经成了食品保存的主要方法。现代技术革新已经能让罐头制作变成一种经济实用、广受欢迎的食品保存法。

冷藏和冷冻是最古老的食物保存法。在电冰箱出现之前，人们利用比如稻草等绝缘材料包住雪和冰，防止冰雪融化，保存食物。另外一种冷藏食物的办法是把食物储藏在凉爽的井里和地窖里。

冷藏和冷冻是利用低温防止微生物生长，冷冻和加热一样能杀死一些微生物。食品保存环境越冷，微生物的生长速度就越慢。一旦温度升高、解冻，活着的微生物就开始活跃起来，因此必须尽快食用，不然食品就会腐败变质。

使用冷冻干燥法，食品在**真空**（几乎没有任何空气的空间）环境里冷冻，然后让冰晶蒸发变成气体。冷冻干燥食品仅保留了原来1%—8%的水分，几乎所有食品都能进行冷冻干燥。冷冻干燥食品的保存期限很长。再**水合**（脱水材料水分复原）的过程叫加水使脱水食物复原。

　　水合后的冷冻干燥食物味道和质地良好，营养成分得到了最大程度的保留。可是由于成本较高，只有少数食物被冷冻干燥，例如，咖啡、宿营口粮等。有些宇航员吃的食品也是冷冻干燥的。

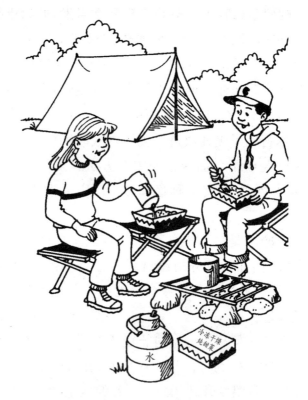

　　食品添加剂能保鲜，延长了包装食品的保质期。许多人觉得食品添加剂是可能产生不良副作用的神秘化学品，其实不少**防腐剂**（延长食品保质期的食品添加剂）都是天然食品，例如，糖、盐、抗坏血酸钠（维生素 C）和维生素 E 等。丙酸钠——一种瑞士奶酪产生的天然化学物质,通常被添加到面包等烘焙食品中以减缓真菌的滋生。

丁基羟基苯甲醚(BHA)和丁化羟基甲苯(BHT)是化学抗氧化剂,能阻止脂肪和油脂与氧气混合**酸败**(散发臭味或味道变臭),除用来延长含脂肪和油脂食物的保质期外,还用于其他食品,例如,谷物和冷冻水果。

练习题

1. 下面哪张图画出了冷冻对食品中微生物的影响?

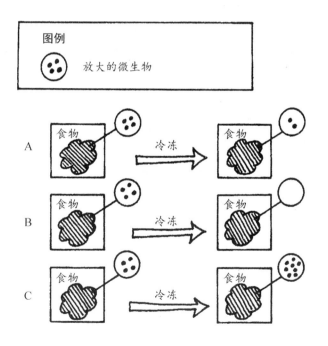

2. 研究下图 A 和 B,判断每张图代表的食品保存方法。

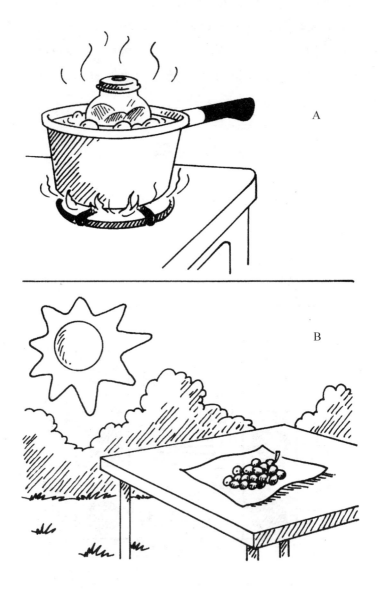

A

B

小实验　低温对食品的影响

实验目的

找出低温对鲜脆食品的影响。

你会用到

一卷胶带，一支笔，4 只容量约 500 毫升的密封冷冻袋，一片生菜叶，一根胡萝卜，一些自来水，一些纸巾。

注意： 本实验中冰柜和冰箱是必需品。

实验步骤

1. 用胶带和笔做 2 个标签：R 和 F，分别贴在 2 只袋子上。
2. 用流水冲洗生菜叶和胡萝卜，然后用纸巾将它们擦干。
3. 把生菜叶对半撕开，一半放到 R 袋中，另外一半放到 F 袋中。
4. 挤压袋子，在不压坏里面蔬菜的前提下，尽量把空气排出。
5. 将 2 只袋子封口。把 F 袋放到冰柜里，R 袋放到冰箱里冷藏。
6. 重复步骤 3—5，这次改用胡萝卜。
7. 一天后，从冰柜中取出所有袋子，放到冰箱冷藏室融化。
8. 再过一天，从冰箱中取出所有袋子。
9. 用手触摸检查每只袋子中的蔬菜是否鲜脆。折断生菜和胡萝卜试一试。

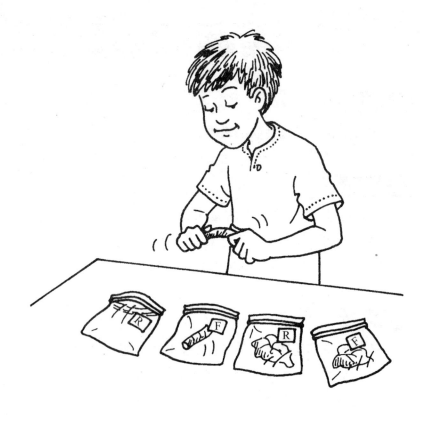

实验结果

冰柜里的蔬菜会变软、不够鲜脆。

实验揭秘

冰柜看似极好，但不适用于所有食物。比如，生菜和胡萝卜这种水分大、可生吃的鲜脆食物，融化后，质地会变差。冷冻会导致生胡萝卜不鲜脆，但仍是保存这种食物的好办法，因为冷冻胡萝卜烹调后，味道还是很鲜美的。

练习题参考答案

1. 解题思路

（1）结冰的温度阻止了微生物生长，并可以杀死至少50% 的微生物，但是通常还是有微生物会存活下来。

（2）哪张图表明冷冻使食品中的微生物数量下降一部分，但不是全部？

答：A图画出了冷冻对食品中微生物的影响。

2a. 解题思路

（1）A图表明密封瓶中的食物正在被加热。

（2）哪种食物保存法需要把密封容器内的食物加热？

答：A图画的是罐头制作过程。

2b. 解题思路

（1）B图表明太阳下晒着葡萄。

（2）太阳对食物会产生什么影响？

会晒干食物。

答：B图画的是脱水干燥法。

译者感言

这是一本有关食物和营养方面知识的启蒙之书。在翻译本书之前，我或多或少认为自己也是半个营养方面的专家。在翻译完本书之后，我才明白，自己有些关于营养的想法甚至是错误的。例如，我一直认为脂肪是造成肥胖的主要原因，所有的脂肪都不是好东西。翻译完这本书，我才明白，脂肪也有"好"与"坏"之分，要保持健康，我们要尽量少摄入饱和脂肪。

这本书里还有很多知识让我大开眼界，我还了解了一些很酷的知识，比如：人工甜味剂阿斯巴甜是不含热量的，但苯丙酮尿症患者却不宜食用；水果会释放乙烯，乙烯是促进水果成熟的一种植物激素等。如果你也希望自己成为食物与营养方面的小专家，那就读一读这本书吧！

最后把书中的有关良好营养的 3 个关键词送给大家：饮食适量、多样和均衡。祝大家都健康长寿。

本书在翻译过程中，感谢上海第二工业大学张军教授、韩笑副教授、林文华副教授和徐菊副教授所给予的帮助和指导。同时，本书也得到了李名、俞海燕、吴法源、李清奇、张春超、庄晓明、沈衡、文慧静的大力支持和帮助，特此一并表示感谢。特别感谢本书的策划编辑石婧女士。

（注：本书译者为上海第二工业大学英语语言文学学科金海翻译社成员，上海外国语大学在读博士生）